El Amine Cheroual

Bisfenol A

AF550461

El Amine Cheroual

Bisfenol A

Contaminação ambiental e alimentar, riscos para a saúde e soluções alternativas

ScienciaScripts

Imprint

Any brand names and product names mentioned in this book are subject to trademark, brand or patent protection and are trademarks or registered trademarks of their respective holders. The use of brand names, product names, common names, trade names, product descriptions etc. even without a particular marking in this work is in no way to be construed to mean that such names may be regarded as unrestricted in respect of trademark and brand protection legislation and could thus be used by anyone.

Cover image: www.ingimage.com

This book is a translation from the original published under ISBN 978-613-9-54523-0.

Publisher:
Sciencia Scripts
is a trademark of
Dodo Books Indian Ocean Ltd. and OmniScriptum S.R.L publishing group

120 High Road, East Finchley, London, N2 9ED, United Kingdom
Str. Armeneasca 28/1, office 1, Chisinau MD-2012, Republic of Moldova, Europe
Managing Directors: Ieva Konstantinova, Victoria Ursu
info@omniscriptum.com

Printed at: see last page
ISBN: 978-620-8-51289-7

Copyright © El Amine Cheroual
Copyright © 2024 Dodo Books Indian Ocean Ltd. and OmniScriptum S.R.L publishing group

PREÂMBULO

Desde a invenção das latas de metal por Nicolas Appert em 1810, a sua utilização espalhou-se por todo o mundo, transformando a conservação dos alimentos. Todos os anos, quase 302 mil milhões de latas são produzidas e vendidas em todo o mundo. A sua popularidade deve-se às muitas vantagens que oferecem à indústria alimentar: proteção eficaz contra agentes de deterioração externos, longo prazo de validade e facilidade de transporte e armazenamento à temperatura ambiente.

No entanto, o risco de corrosão no interior destas latas, nomeadamente na presença de alimentos ácidos, como frutas e legumes, levou os fabricantes a revesti-las com um revestimento de resina epóxida-fenol. Este revestimento destina-se a impedir o contacto direto entre os alimentos e o metal, reduzindo assim o risco de contaminação por substâncias derivadas do metal. Esta resina é obtida principalmente através da polimerização do bisfenol A (BPA), um composto químico tóxico também utilizado noutros materiais em contacto com os alimentos, como os plásticos de policarbonato, o papel e o cloreto de polivinilo.

O BPA, uma substância sintética da família dos compostos orgânicos aromáticos, é constituído por dois grupos hidroxifenol e dois grupos metilo. Inventado pelo químico russo Aleksandr Dianin em 1891 e sintetizado pela primeira vez pelo químico alemão Theodor Zincke em 1905, o BPA demonstrou ter propriedades estrogénicas em 1938, embora mais fracas do que as do estradiol-17B. Investigações recentes demonstraram que o BPA migra das resinas epoxídicas para os alimentos, atingindo por vezes concentrações superiores à norma europeia de 50 µg/kg.

A presença de BPA em muitos alimentos, nomeadamente nos enlatados, suscita preocupações em termos de saúde pública. Os alimentos são a principal fonte de exposição humana ao BPA, em grande parte através dos alimentos enlatados. Como desregulador endócrino, o BPA pode interagir com os receptores dos estrogénios, e a exposição prolongada a este composto pode ter efeitos adversos na saúde, influenciando o metabolismo (diabetes tipo 2, distúrbios hepáticos , obesidade), a reprodução (qualidade do esperma, níveis de hormonas sexuais) e o desenvolvimento (anomalias neurológicas e genitais nas crianças). Apesar de terem sido introduzidas numerosas restrições legais em países como a União Europeia e os Estados Unidos, o BPA continua a estar amplamente presente em vários produtos de consumo diário, em especial nos que entram em contacto com os alimentos. Este livro oferece uma análise detalhada dos riscos associados à presença de BPA nos nossos alimentos e o seu impacto direto na saúde humana. Através de uma análise aprofundada da investigação científica e da regulamentação mundial, o livro tem como objetivo sensibilizar os estudantes de medicina e o público em geral para os problemas de saúde pública suscitados por esta substância química. Ao destacar os efeitos do BPA no corpo humano e explorar possíveis alternativas, este livro é uma ferramenta essencial para compreender e reduzir a exposição a este desregulador endócrino.

AGRADECIMENTOS

Gostaria de expressar a minha mais profunda gratidão à minha família, cujo apoio e encorajamento constantes foram uma fonte inestimável de motivação durante a redação deste livro. Aos meus pais, obrigado pelo vosso amor inabalável, conselhos sábios e apoio incondicional, que me permitiram ultrapassar os desafios deste projeto. À minha mulher, obrigado pela sua paciência, compreensão e força, que foram essenciais para me acompanhar nesta aventura intelectual. E aos meus filhos, o vosso entusiasmo e os vossos sorrisos têm sido um raio de sol, lembrando-me todos os dias da importância de partilhar este conhecimento com as gerações futuras. Este livro é tão vosso como meu.

ÍNDICE

1. INFORMAÇÕES GERAIS SOBRE O BISFENOL A

A descoberta da capacidade do bisfenol A (BPA), um estrogénio sintético, de migrar das resinas epoxídicas e dos plásticos de policarbonato para os alimentos levou a uma mobilização mundial. Esta descoberta desencadeou uma série de estudos destinados a compreender os factores que influenciam esta migração, a desenvolver métodos de medição do BPA em matrizes alimentares, a avaliar o nível de exposição humana, a explorar alternativas menos tóxicas e a introduzir regulamentação para reduzir os riscos para as pessoas e o ambiente.

1.1. História

O bisfenol A foi descoberto em 1891 pelo químico russo Aleksandr Dianin, tendo sido sintetizado pela primeira vez em 1905 pelo químico alemão Theodor Zincke. Este composto é obtido pela reação de duas moléculas de fenol com uma molécula de acetona na presença de um catalisador ácido. Na década de 1930, o BPA e outros compostos sintéticos foram estudados na procura de estrogénios sintéticos para uso terapêutico. No entanto, devido à sua atividade estrogénica relativamente baixa em comparação com a do estradiol, o BPA nunca foi utilizado como medicamento. A indústria farmacêutica preferiu outro composto sintético descoberto na mesma altura, o dietilstilbestrol, que apresentava uma atividade estrogénica mais forte. Em 1953, o Dr. Hermann Schnell, a trabalhar para a Bayer, conseguiu sintetizar eficazmente o plástico policarbonato, combinando o BPA com fosgénio. A partir do verão de 1960, o fabrico de plásticos de policarbonato à base de BPA expandiu-se rapidamente, atingindo níveis de produção industrial.

1.2. Definição e estrutura do BPA

O bisfenol A (ver figura 1), também conhecido como 4,4'-isopropilidenodifenol e 2,2-bis(4-hidroxifenil)propano, é um composto sintético sólido, branco, com um ligeiro odor fenólico. A sua produção baseia-se na reação entre uma molécula de acetona e duas moléculas de fenol. O BPA é um xenoestrogénio utilizado principalmente no fabrico de resinas epoxídicas e de plásticos de policarbonato. Pode influenciar vários processos biológicos e afetar os sistemas metabólico, tiroideu e androgénico.

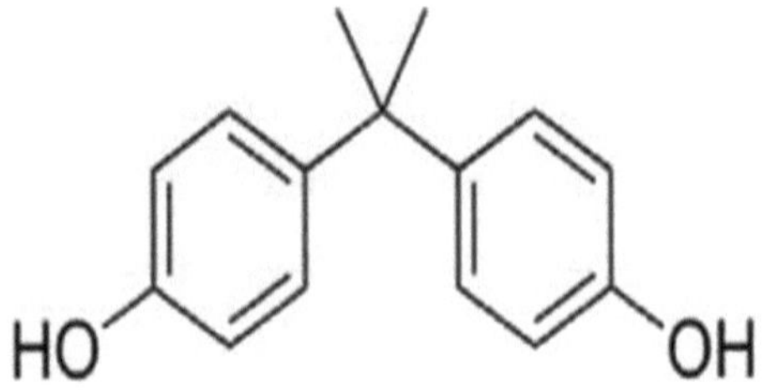

Figura 1: Estrutura do BPA.

1.3. Propriedades físico-químicas do BPA

1.3.1. Propriedades físicas

O bisfenol A (BPA) é um sólido branco, disponível em cristais, pó ou flocos. Trata-se de uma pequena molécula com a fórmula molecular C1sH16O2 e um peso molecular de 228,29 g/mol. Tem uma densidade de 1,1 g/ml a 25°C, um ponto de fusão entre 158 e 159°C e um ponto de ebulição de cerca de 250 a 252°C a uma pressão de 1,7 kPa. O BPA é altamente solúvel em soluções aquosas alcalinas, ácido acético e vários solventes orgânicos, como metanol, etanol, acetonitrilo e acetona. A sua solubilidade em água é limitada, cerca de 120 a 130 mg/L a 25°C, e é também moderadamente solúvel em diclorometano e muito moderadamente em n-heptano. Devido ao seu coeficiente de partição n-octanol/água de 3,4, o BPA é considerado uma substância relativamente lipofílica.

Quadro 1: Propriedades físicas do BPA.

Physical constants	Value
CAS No. (Chemical Abstracts Service registry number)	80-05-7
Molar mass	228.29 g/mol
Melting point	150°C to 157°C
Boiling point	360°C at 101.3 kPa 250 - 252°C at 1.7 kPa
Density	1.1 at 25°C
Vapour pressure	$5.3.10^{-9}$ kPa at 25 °C 0.009 kPa at 190 °C
Flash	207 to 227°C
Auto-temperature inflammation	510 to 570 °C
Partition coefficient n-octanol/water	3,4

1.3.2. Propriedades químicas

O BPA é estável em condições normais, mas decompõe-se lentamente em fenol e isopropenilfenol a altas temperaturas. Apresenta uma reatividade exotérmica pronunciada com bases fortes, cloretos e anidridos ácidos, e pode reagir violentamente com oxidantes fortes, apresentando riscos de incêndio e explosão.

1.4. Produção e utilização industrial

1.4.1. Produção industrial

Em 2012, a produção mundial de BPA ultrapassou os 4,6 milhões de toneladas. A Ásia produziu mais de metade desta quantidade (53%), seguida da Europa (25%) e da América do Norte (18%) (6). Em 2015, cerca de 7,7 milhões de toneladas de BPA, no valor de 15,6 mil milhões de dólares, foram utilizadas em diversas aplicações industriais.

O mercado mundial de GAP atingiu um valor de 17,69 mil milhões de dólares em 2017 e prevê-se que cresça a uma taxa anual de 4,2% até 2026. Os principais consumidores são a China e outros países asiáticos, que representam dois terços do consumo global, seguidos da Europa e da América do Norte e do Sul. Estes números testemunham uma procura global crescente de BPA, apesar da proibição da sua utilização em determinados produtos destinados a bebés e crianças pequenas.

1.4.2. Processos de produção

O BPA (Figura 2) é produzido pela condensação de dois moles de fenol com um mol de acetona na presença de um catalisador ácido, como o ácido clorídrico, a uma temperatura de 60-80°C. Esta reação pode gerar subprodutos indesejáveis, em particular isómeros de BPA e isómeros de compostos de Dianina. Estas impurezas devem ser removidas do produto final, por exemplo, por recristalização utilizando clorobenzeno ou álcool aquoso, a fim de obter BPA de elevada pureza.

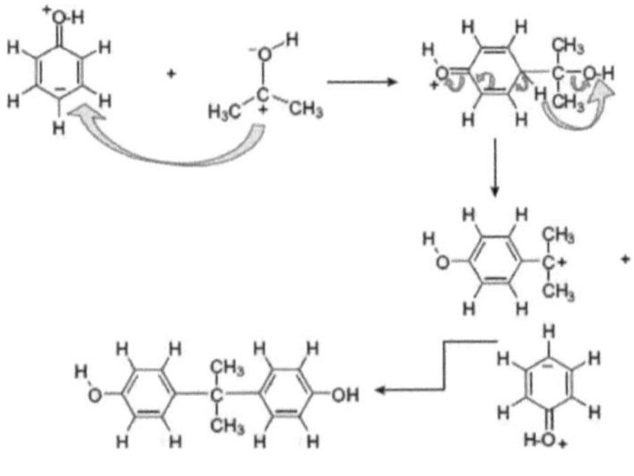

Figura 2: Síntese do BPA.

Os processos de produção de BPA têm evoluído ao longo do tempo. Os métodos convencionais baseiam-se numa fase líquida homogénea que contém um ácido forte, o que exige materiais resistentes à corrosão e instalações extensas para recuperar o catalisador e purificar o BPA. As novas abordagens utilizam um catalisador ácido sólido, frequentemente uma resina de permuta catiónica de ácido sulfónico . Estas resinas oferecem uma excelente seletividade, reduzem a corrosão e permitem a produção de BPA de alta qualidade.

1.4.3. Utilização de BPA

O BPA é uma molécula química essencial, utilizada principalmente no fabrico de resinas epoxídicas fenólicas e de plásticos de policarbonato. É também utilizado para produzir outros polímeros, como a polissulfona, o poliacrilato e as resinas de poliéster insaturado. Estes polímeros têm uma vasta gama de aplicações, incluindo papel térmico, recipientes para alimentos, retardadores de chama, dispositivos médicos, sacos de sangue, materiais de construção, componentes electrónicos e peças para automóveis. Em 2015, as resinas epoxídicas representaram cerca de 34% da procura global de BPA, principalmente para o fabrico de revestimentos de superfície. Os plásticos de policarbonato representaram 64% da procura, abastecendo principalmente os sectores da eletrónica, construção e automóvel. Prevê-se que a procura destes polímeros cresça a uma taxa média anual de 3% para as resinas epoxídicas e de 4% para os policarbonatos.

▶ **Resinas epoxídicas fenólicas**

As resinas epoxídicas, sintetizadas pela primeira vez pelo químico russo Nikolai Prilezhaev, são moléculas de baixo peso molecular que contêm uma ou mais das seguintes funções funções epoxídicas FUNÇÕES (CH2OCH2). São obtidas por condensação de epicloridrina com BPA, na presença de um catalisador básico (Figura 3).

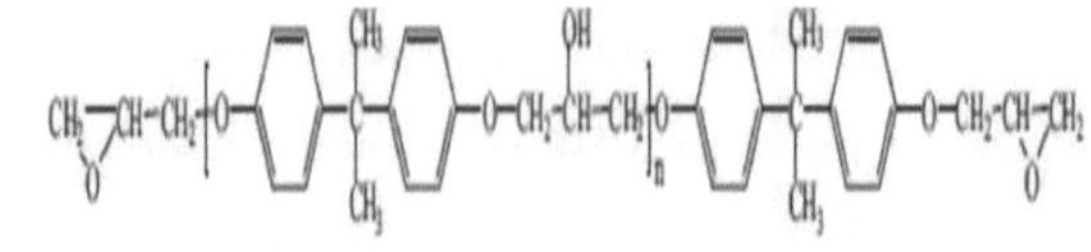

Figura 3: Estrutura das resinas epoxídicas BPA.

O éter diglicidílico de BPA é a forma mais simples de resinas epoxídicas à base de BPA. O número de unidades de repetição nestas resinas influencia as suas propriedades físicas: as moléculas de baixo peso molecular são geralmente líquidas, enquanto as moléculas de peso molecular mais elevado são líquidos viscosos ou sólidos. As resinas epoxídicas têm muitas aplicações, nomeadamente como revestimentos interiores de recipientes metálicos. Oferecem proteção contra a corrosão e impedem a interação entre o recipiente e o seu conteúdo. A sua eficácia baseia-se em várias propriedades-chave: facilidade de manuseamento, elevada segurança, excelente resistência a solventes e produtos químicos, resistência ao impacto, baixa retração pós-endurecimento e excelente aderência a uma variedade de substratos. As resinas epoxídicas são também utilizadas em revestimentos de pavimentos, revestimentos, adesivos e vedantes.

▶ **Resinas de policarbonato**

As resinas de policarbonato (Figura 4), que são compostos macromoleculares, eram tradicionalmente produzidas utilizando o processo do fosgénio (COCL2), que se baseia na policondensação interfacial do BPA e do COCL2. No entanto, este método tem inconvenientes significativos relacionados com a utilização de COCL2, um reagente altamente tóxico e corrosivo, e grandes quantidades de cloreto de metileno como solvente. Para atenuar estes impactos, foram desenvolvidos métodos mais amigos do ambiente, como a transesterificação do

BPA com carbonato de difenilo (DPC). Outras opções para a carbonização direta do BPA utilizam o carbonato de dimetilo (DMC) ou o monóxido de carbono (CO) como reagentes alternativos.

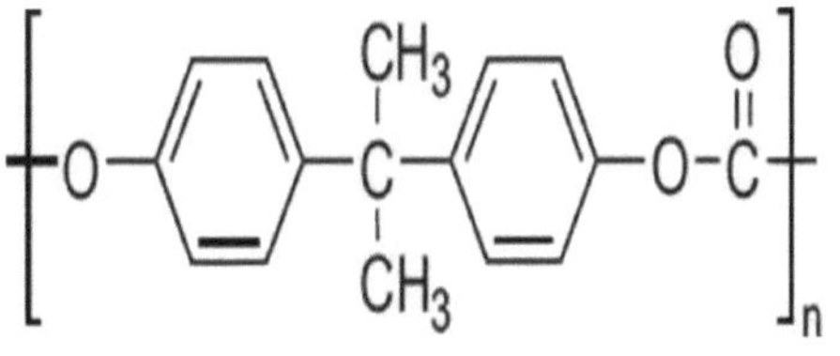

Figura 4: Estrutura da resina de policarbonato BPA.

Os plásticos de policarbonato são amplamente utilizados numa variedade de objectos do dia a dia, incluindo recipientes de plástico para alimentos, biberões, caixas de electrodomésticos, óculos de segurança, capacetes, lentes, viseiras, bem como tomadas, interruptores, abrigos de autocarros e caixas de lâmpadas. Estes materiais são preferidos devido às suas muitas vantagens em relação a outros plásticos, tais como a sua resistência, rigidez, transparência, inércia fisiológica e excelentes propriedades de isolamento térmico.

2. CONTAMINAÇÃO DO AMBIENTE E DOS GÉNEROS ALIMENTÍCIOS PELO BPA

2.1. Destino do BPA no ambiente

O BPA foi detectado e quantificado em várias amostras ambientais, incluindo ar interior e exterior, sedimentos, solos agrícolas, bem como em lagos, rios, oceanos e águas subterrâneas. Observou-se também que as concentrações de BPA no ambiente variam sazonalmente, com níveis mais elevados no inverno e níveis mais baixos no verão. Os sedimentos são o ambiente mais contaminado, devido ao seu baixo teor de oxigénio e elevado teor de matéria orgânica, seguidos da água, do solo e do ar, onde as concentrações de BPA são mais baixas.

A meia-vida do BPA em diferentes ambientes é resumida no Quadro 2 abaixo. O BPA tem uma semi-vida relativamente longa nos sedimentos, uma semi-vida mais curta na água e no solo e uma semi-vida muito curta na atmosfera.

Quadro 2: Meia-vida do BPA em matrizes ambientais.

Matriz	Meia-vida em dias
Atmosfera	0,13
Água	37,5
Solo	75
Sedimentos	337,5

A presença de oxigénio desempenha um papel essencial na degradação do BPA. Quando o oxigénio está presente, o BPA degrada-se rapidamente e não é muito persistente no ambiente. Por outro lado, na ausência de oxigénio, o BPA é mais estável, o que lhe permite permanecer no solo e na água durante muito tempo. A contaminação ambiental (Figura 5) resulta principalmente da descarga de águas residuais pelas indústrias que fabricam ou utilizam o BPA como matéria-prima. Fitoquímica A degradação de produtos que contêm BPA também contribui para a sua dispersão. Desta forma, o BPA pode migrar através das camadas do solo e infiltrar-se nas águas subterrâneas. Uma vez no ambiente aquático, o BPA pode acumular-se nos tecidos do fitoplâncton e das microalgas, antes de contaminar outros elos da cadeia alimentar. Este fenómeno expõe os seres humanos ao BPA, principalmente através do consumo de carne e de outros produtos de origem animal.

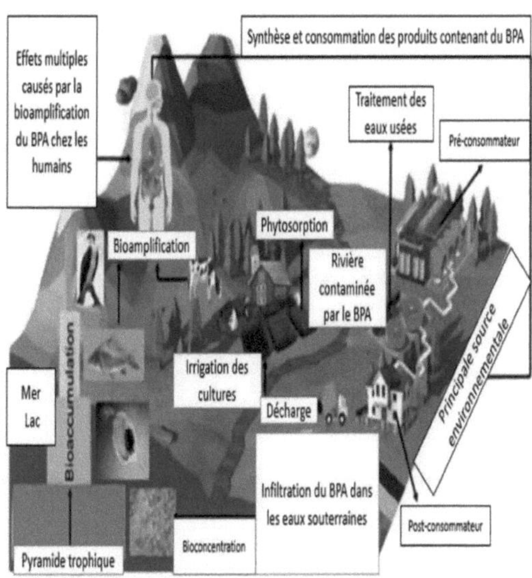

Figura 5: Destino do BPA no ambiente.

2.2. Contaminação ambiental por BPA

A utilização generalizada de produtos que contêm BPA, associada a métodos de processamento inadequados e à má gestão dos resíduos plásticos, levou à deteção deste composto em vários meios ambientais em todo o mundo.

2.2.1. Água

O BPA, presente nos plásticos de policarbonato e nas resinas epoxídicas, é a principal fonte de contaminação da água. Numerosos estudos efectuados em todo o mundo (Quadro 3) avaliaram a presença de BPA na água, concentrando-se particularmente nos rios. Foram detectados níveis variáveis de BPA na água em diferentes países. Por exemplo, na China, foram encontradas concentrações de BPA que variam entre 23 e 195 ng/L na água de rios urbanos na região de Pequim-Tianjin-Hebei. Nos Estados Unidos, foram medidos níveis de BPA entre 50,3 e 74,4 ng/L em águas residuais. Na Alemanha, Índia, Malásia e África do Sul, foram também registadas concentrações de BPA nas águas fluviais que variam entre 1,13 e 776 ng/L. No Irão, por outro lado, as concentrações de BPA na água do mar são relativamente baixas, não excedendo 16,71 ng/L.

Quadro 3: Níveis de BPA na água.

Localização	Tipo de água	Concentração em ng/L
Alemanha	Água do rio	8.9-776
Índia	Água do rio	264-628
EUA	Águas residuais	50.3-74.4
Irão	Águas costeiras	2.22-16.71
África do Sul	Água do rio	6,7-341,7
Malásia	Água do rio	1.13-5.52
China	Águas fluviais urbanas	23-195

A descarga de águas residuais nos rios pelas indústrias que produzem ou reciclam materiais à base de BPA é a principal fonte de poluição da água. Uma vez no ambiente, o BPA pode contaminar a flora e a fauna, causar problemas de saúde e levar à morte de crianças. Trata-se de um grave problema ecológico e de saúde para a população em geral.

2.2.2. Ar

A presença de BPA no ar e nas poeiras (Quadro 4) foi registada em vários estudos. Por exemplo, um estudo efectuado na Ásia revelou concentrações de BPA em amostras de ar urbano que variam entre 30 e 17 400 pg/m3. O BPA também foi detectado no ar urbano em Espanha, no Vietname, nos Estados Unidos e na Malásia, com concentrações medidas, respetivamente, em 108 pg/m^3, 1.050 a 11.200 pg/m^3, não detetável em 137 pg/m^3 e 2.400 a 3.590 pg/m^3. Nos Estados Unidos, outro estudo relatou a deteção de BPA no ar em ambientes industriais, com níveis que variaram de 0,010 a 920 pg/m^3, enquanto na Malásia, as concentrações observadas na atmosfera industrial variaram de 800 a 28.300 pg/m^3. A presença de BPA na atmosfera deve-se principalmente à combustão deficiente de materiais que contêm BPA. Esta situação é particularmente preocupante nos países em desenvolvimento, onde a incineração de resíduos plásticos domésticos e industriais é frequentemente desregulada e não controlada.

Quadro 4: Níveis de BPA no ar.

Localização	Tipo de ar	Concentração em pg/m3
Pequim, China	Atmosfera urbana	380-1260
Hong Kong	Atmosfera urbana	30-690
Chennai, Índia	Atmosfera urbana	200-17400
Sapporo, Japão	Atmosfera urbana	70-930
Em Corufia, Espanha	Atmosfera urbana	108 (Amostra única)
Hanói, Vietname	Atmosfera urbana	1050-11200
Minneapolis, EUA	Atmosfera urbana	ND-137
	Atmosfera urbana	2400-3590
Malásia	Atmosfera industrial	
	(Instalação de moldagem de	800-28300
	plástico)	
	Atmosfera industrial	
	(Seis empresas	
EUA	Fabricantes americanos de	0.010-920
	BPA ou produtos com	
	Base EPS)	

2.2. Contaminação de produtos de consumo e géneros alimentícios por BPA

2.2.1. Produtos de consumo

O BPA está presente numa variedade de produtos de consumo quotidiano, como papel térmico, artigos de higiene pessoal, notas de banco e recipientes de plástico. Um estudo realizado nos Estados Unidos e na China revelou que o BPA foi detectado numa vasta gama de produtos de cuidados pessoais, com concentrações que variam entre 0,35 e 44,3 µg/kg. Este facto foi confirmado por outro estudo realizado na China, onde o BPA foi detectado em 45,8% dos 150 produtos de cuidados pessoais examinados, incluindo cremes solares, loções para as mãos, máscaras faciais e loções para o corpo, com concentrações que variavam entre 12,8 e 168 µg/kg. O BPA também foi encontrado em concentrações muito baixas em produtos de higiene feminina. É importante notar que durante o processo de impressão e desenvolvimento de cores no papel térmico, uma grande quantidade de BPA é libertada para a sua superfície. O papel térmico pode conter até 42,6 g/kg de BPA.

2.2.2. Alimentação

Embora a avaliação do BPA em alimentos frescos não seja comum, alguns estudos indicaram que este pode estar presente nestes produtos. O BPA pode entrar na cadeia alimentar em várias fases da produção, embora as fontes exactas de contaminação sejam ainda pouco conhecidas. Em França, um estudo detectou BPA em produtos à base de carne e vegetais em níveis que variam entre 0,105 e 82,73 µg/kg e 0,105 e 394,75 µg/kg, respetivamente. Outro estudo realizado três anos mais tarde no mesmo país confirmou a presença de BPA numa vasta gama de alimentos não conservados de origem animal, com níveis que variam entre 0,09 e 60,1 µg/kg. Em Espanha, o BPA foi encontrado em vários alimentos não conservados, como patês, cogumelos, feijão, atum e frango. Os alimentos enlatados, que são a principal fonte de exposição humana ao BPA, apresentam concentrações relativamente elevadas devido à migração da substância a partir do revestimento das latas. Numerosos estudos em todo o mundo (Quadro 5) relataram a presença de BPA em alimentos enlatados, em níveis variáveis, particularmente em frutos do mar, frutas e vegetais. Na Nova Zelândia, um estudo relatou a deteção de BPA em atum, carne enlatada e creme de coco, com concentrações médias de 109 µg/kg, 98 µg/kg e 191 µg/kg, respetivamente. Outro estudo relatou a presença de BPA em vários produtos alimentares enlatados vendidos no mercado canadiano, com concentrações médias de 137 µg/kg para o atum, 105 µg/kg para as sopas condensadas e 20 µg/kg para os legumes. Estes resultados foram confirmados por outros estudos realizados em França, nos Estados Unidos, nos Países Baixos, em Espanha, na Nigéria e na

China. As concentrações mais elevadas de BPA foram detectadas no peixe, em especial no atum. A lixiviação de microplásticos para o ambiente aquático pode contribuir para a contaminação direta dos peixes por BPA.

Quadro 5: Níveis de BPA nos alimentos.

Localização Tipo de alimento	µg/Kg
Atum	109
Corned of beef da Nova Zelândia	98
Atum	137
Legumes	20
Legumes	32.5
EUA Fruta	0.4
Carne	1.5
Carne	9.71
Peixe	11.9
Atum	23
Países BaixosBas Salsicha vienense	68
Molho de tomate	23
Carne de vaca em conserva	12.7
Nigéria Galinha	4.42
Peixe	11.2
Atum	32.22
Paté	13.39
Espanha Cogumelos	19.88
Galinha	20.91
Carne	77
Produtos do mar	47
Frutos da China	60
Legumes	18
Cogumelos	17
Concentração média no Canadá França	

2.3. Regulamentos

Os efeitos adversos do BPA na saúde humana e no ambiente levaram muitos países a adotar medidas restritivas destinadas a reduzir a exposição a esta substância preocupante, como mostra a Figura 6.

2.3.1. Dose diária aceitável

A Dose Diária Admissível (DDA) representa a quantidade máxima de BPA que pode ser consumida diariamente ao longo da vida de uma pessoa, sem causar quaisquer efeitos adversos na saúde humana. Em 2015, a Autoridade Europeia para a Segurança dos Alimentos (EFSA) estabeleceu uma DDA temporária (DDAt) para o BPA de 4 µg/kg de peso corporal (pc) por dia, com base nos efeitos tóxicos observados em animais de laboratório, nomeadamente nos rins e nas glândulas mamárias. Em 2023, na sequência de um pedido da Comissão Europeia para reavaliar esta dose, um grupo de peritos da EFSA identificou o sistema imunitário como o mais vulnerável à exposição ao BPA. O estudo revelou que o efeito crítico do BPA era nas células Th17 em ratos, o que levou a um ponto de referência de 8,2 ng/kg de peso corporal por dia, que foi ajustado para os seres humanos. Para estabelecer a nova DDA, foi aplicada uma incerteza global de 50 para ter em conta as diferenças inter e intra-espécies, resultando numa DDA revista de 0,2 ng/kg de peso corporal por dia. A comparação desta nova DDA de 0,2 ng/kg de peso corporal por dia com as estimativas da exposição alimentar média na Europa revela que todos os grupos populacionais excedem significativamente este limite. A ingestão alimentar média de BPA é de 875 ng/kg de peso corporal por dia para bebés e crianças pequenas, 388 ng/kg de peso corporal por dia para adultos e 1449 ng/kg de peso corporal por dia para adolescentes. Isto indica que a atual exposição alimentar ao BPA na Europa constitui um risco grave para a saúde pública. Nos Estados Unidos, a Food and Drug Administration (FDA) fixou a DDA para o BPA em 50 µg/kg de peso corporal, um limite que se manteve inalterado desde que foi adotado em 2008.

2.3.2. Limite de migração específica

O limite de migração específica (LME) para o BPA refere-se à quantidade máxima desta substância que pode migrar de um material de embalagem para um alimento ou simulador alimentar. É definido com base na DDA e destina-se a garantir que o BPA não representa um risco para a saúde humana quando entra em contacto com os alimentos. Na Europa, o LME para o BPA tem evoluído ao longo dos anos. Era de 600 μg/kg de alimento em 2011, quando a DDA foi fixada em 50 μg/kg de peso corporal. Em 2018, este limite foi reduzido para 50 μg/kg, em correlação com uma DDA revista de 4 μg/kg de peso corporal. Com a nova DDA de 0,2 ng/kg de peso corporal por dia, espera-se que o LME para o BPA continue a diminuir nos próximos anos.

2.3.3. Normas e restrições legais

Perante um número crescente de publicações sobre os riscos do BPA para a saúde e as preocupações crescentes sobre a segurança dos produtos em contacto com plásticos de policarbonato e resinas epóxidas, em particular no caso de bebés e crianças pequenas, vários países ocidentais tomaram medidas para reduzir a exposição a este desregulador endócrino. Em 2009, o governo canadiano propôs uma alteração à Lei dos Produtos Perigosos para incluir os biberões de policarbonato que contêm BPA. Esta legislação entrou em vigor três anos após a publicação do parecer científico da EFSA sobre o BPA, que tinha estabelecido uma DDA de 50 μg/kg de peso corporal por dia. Foi também adoptada um ano depois de a FDA ter aprovado a mesma DDA. O Canadá tornou-se assim o primeiro país a regulamentar a utilização de BPA em materiais em contacto com géneros alimentícios. Em 2011, a União Europeia adoptou o Regulamento n.º 10/2011, que autoriza a utilização de BPA como monómero em plásticos em contacto com os alimentos, desde que o limite de migração específica (LME) de BPA não exceda 0,6 mg/kg de alimento. No entanto, este regulamento proibiu a utilização de produtos contendo BPA em biberões e embalagens destinadas a bebés e crianças pequenas. Em 2012, a FDA reviu os seus regulamentos para proibir a utilização de resinas de policarbonato à base de BPA em biberões e copos de chupeta vendidos nos Estados Unidos. Um ano mais tarde, esta proibição foi alargada às resinas epóxi à base de BPA utilizadas como revestimentos em embalagens de fórmulas para lactentes. Em 2018, a UE publicou o Regulamento n.º 213/2018, reduzindo o LME para alimentos com BPA para 50 µg/kg, na sequência de um parecer de peritos da EFSA que fixou a DDA temporária para o BPA em 4 µg/kg de peso corporal por dia. Posteriormente, em 2023, a EFSA publicou um novo relatório de peritos no qual a DDA para o BPA foi reavaliada e fixada em 0,2 ng/kg de peso corporal por dia, representando este novo valor o limiar de exposição diária para evitar qualquer risco para a saúde. No entanto, nos países da América Central e do Sul, bem como em África e na Ásia, ainda não foi adoptada legislação sobre a exposição ao BPA, apesar dos relatos de toxicidade do BPA nos alimentos e nas águas superficiais nestas regiões. É agora crucial estabelecer normas regulamentares e limites legais para o BPA, a fim de proteger a saúde das pessoas nestes continentes.

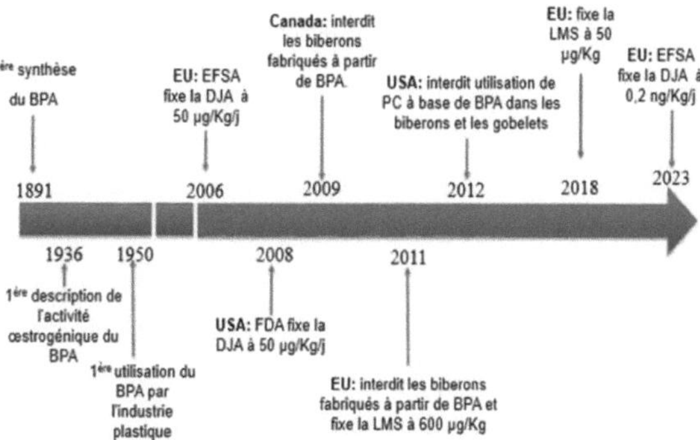

Figura 6: Evolução da regulamentação do BPA em todo o mundo.

3. DOSAGEM DE BPA

3.1. Factores que influenciam a migração de BPA em alimentos enlatados

A migração do BPA para os alimentos enlatados pode ser influenciada por uma série de factores, incluindo a temperatura de esterilização, o tempo de armazenamento e o pH dos alimentos, cada um dos quais desempenha um papel crucial na quantidade de BPA transferida da embalagem para os produtos alimentares.

3.1.1. Temperatura

A temperatura é um fator chave na libertação de BPA das latas. As temperaturas elevadas favorecem a migração. Por exemplo, um estudo de Kawamura et al não registou uma migração significativa de BPA a temperaturas de 60 e 95°C durante 30 minutos de exposição. No entanto, a 120°C, a migração foi notável, com níveis de BPA variando de 35 a 124 μg/L. Outras investigações, como a de Krishnan et al, mostraram que os meios de água aquecida em garrafas de policarbonato induziram níveis elevados de receptores de progesterona em comparação com os meios tratados em garrafas de vidro autoclavadas, realçando o impacto do calor na migração do BPA. Além disso, os resultados de Munguia-Lopez et al. confirmaram que o tratamento térmico a alta temperatura promove a migração do BPA.

3.1.2. Tempo de contacto

O tempo de contacto entre os alimentos e o revestimento das latas é também um fator chave na migração do BPA. Vários estudos concluíram que quanto maior o tempo de contacto, maior a quantidade de BPA migrada. Cao et al, por exemplo, descobriram que nove alimentos para bebés apresentaram migração adicional de BPA após 10 meses de armazenamento à temperatura ambiente, com aumentos de migração que variaram entre 29,8% e 110%. No entanto, Munguia-Lopez et al. relataram resultados contraditórios, observando que não houve efeito do tempo de armazenamento na migração de BPA em latas de atum, enquanto um efeito foi observado em latas de jalapenos. Além disso, Biles et al. observaram que a migração de BPA era maior em latas agitadas por um misturador do que naquelas deixadas em condições estáticas.

3.1.3. pH dos alimentos

O pH dos alimentos enlatados tem um impacto na migração do BPA, embora os resultados dos estudos sejam por vezes contraditórios. Algumas investigações sugerem que um aumento do pH conduz a um aumento da libertação de BPA. Benhamada et al. confirmaram que o aumento do pH promove a libertação de BPA, enquanto Biedermann-Brem et al. descobriram que uma solução de ácido cítrico a 3% reduzia significativamente a libertação de BPA até 10 vezes. Por outro lado, Yonekibo et al. verificaram que não existia uma correlação significativa entre o pH e os níveis de BPA nos alimentos enlatados. Em contrapartida, Munguia-Lopez et al. encontraram níveis elevados de migração de BPA (65,45 µg/L) em ácido acético a 3% (pH inferior a 4,5) após aquecimento a 121°C durante 90 minutos. O seu estudo concluiu que a redução do pH aumentou significativamente a libertação de BPA.

3.1.4. Teor lipídico dos alimentos

O BPA, sendo um químico lipofílico, tende a concentrar-se mais em alimentos ricos em gordura. Esta caraterística é responsável pelas elevadas concentrações de BPA observadas em produtos como o leite para bebés. De acordo com um estudo efectuado por Santillana et al., o nível de migração de BPA em fórmulas para lactentes foi mais elevado do que em simuladores alimentares como o etanol a 50% e o ácido acético. Do mesmo modo, Johnson et al. referiram que o nível de migração do BPA no leite era ligeiramente superior aos níveis observados na água e no sumo de maçã. Para além do teor de gordura, vários outros factores podem também afetar os níveis de BPA nos alimentos enlatados. Estes incluem os métodos utilizados no fabrico dos alimentos, o tipo de alimento (salgado, doce ou com elevado teor de gordura), a composição mineral do alimento e a utilização repetida ou o envelhecimento das latas.

3.2. Determinação de BPA em matrizes alimentares

A melhoria das técnicas analíticas é essencial para a deteção de compostos tóxicos presentes em concentrações extremamente baixas nos produtos alimentares. A capacidade de detetar estas baixas concentrações em amostras complexas de alimentos tornou-se uma prioridade nos recentes avanços científicos. Este facto é motivado pela necessidade de garantir a máxima precisão na determinação destas substâncias vestigiais, o que constitui um grande desafio para os métodos analíticos actuais. O processo de preparação de amostras de alimentos para análise de BPA (Figura 7) segue uma série de etapas convencionais, incluindo o pré-tratamento, a extração e a análise instrumental.

3.2.1. Pré-tratamento da amostra

O pré-tratamento da amostra é um passo fundamental para garantir a sensibilidade e a seletividade necessárias para uma análise precisa do BPA. No caso dos alimentos sólidos, esta fase começa geralmente com a homogeneização para uniformizar a composição da amostra, tornando-a mais fácil de manusear e processar no laboratório. Uma vez homogeneizadas, as amostras permitem uma distribuição uniforme dos constituintes, o que é crucial para a obtenção de resultados fiáveis. No caso dos alimentos líquidos, estes são frequentemente filtrados para separar quaisquer partículas sólidas ou impurezas que possam interferir com a análise, garantindo assim a pureza da amostra. Por vezes, são necessários passos adicionais para determinados tipos de requisitos específicos dos alimentos. Por exemplo, no caso de bebidas gaseificadas, a eliminação do ar pode ser essencial para prosseguir com a análise. Para além disso, no caso de amostras ricas em proteínas, é frequentemente necessário um passo de precipitação de proteínas para remover as proteínas, garantindo assim uma maior precisão nos resultados analíticos. Em suma, o pré-tratamento da amostra é uma fase crucial que requer uma atenção especial para garantir a validade e a qualidade dos resultados obtidos na análise subsequente.

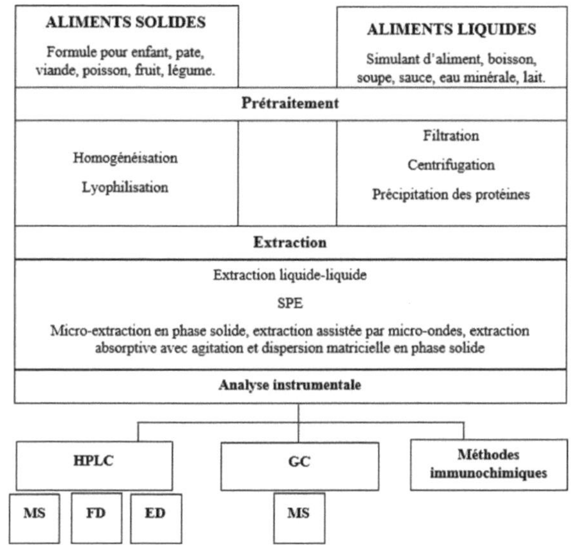

Figura 7: Diagrama geral da análise de BPA nos alimentos.

3.2.2. Extração

O isolamento do BPA de amostras de alimentos é efectuado principalmente através dos métodos de extração por solventes e de extração em fase sólida (SPE), que são amplamente preferidos devido à sua simplicidade e flexibilidade. A etapa de evaporação do solvente, realizada após a extração, é necessária devido à baixa concentração de BPA nas amostras de alimentos. Na extração por solventes, também conhecida como extração líquido-líquido, podem ser utilizados vários solventes, isolados ou em mistura. O acetonitrilo é o solvente mais comummente utilizado. Tem sido utilizado para extrair BPA de uma variedade de produtos, tais como óleos vegetais, películas de PVC, vegetais, fruta, peixe, sopas, simuladores de alimentos gordos e alimentos enlatados em meios oleosos, aquosos ou ácidos. Foi também utilizado para extrair BPA de alimentos enlatados para animais de estimação. Além disso, foram utilizadas misturas de metanol-água e etanol-água para extrair BPA de leite em pó para bebés, enquanto o diclorometano foi utilizado para extrair BPA de refrigerantes. A extração em fase sólida utiliza geralmente um coletor de vácuo para SPE, uma bomba de vácuo e colunas de extração específicas contendo Florisil ou sílica gel. Outros métodos, embora menos utilizados, foram aplicados para a extração de BPA, tais como a microextracção em fase sólida, a extração assistida por micro-ondas, a extração por absorção com agitação e a dispersão da matriz em fase sólida.

3.2.3. Análise instrumental

A separação, identificação e quantificação do BPA são conseguidas de forma fiável utilizando técnicas cromatográficas como a cromatografia líquida de alta eficiência (HPLC) e a cromatografia gasosa (GC). Os métodos cromatográficos mais comuns para a determinação do BPA incluem a HPLC acoplada a um detetor de fluorescência (FD) ou à espetrometria de massa (MS), bem como a cromatografia gasosa acoplada à espetrometria de massa (GC-MS). Por exemplo, Braunrath et al. utilizaram a cromatografia líquida de alta eficiência com deteção de fluorescência (HPLC/FD) para identificar o BPA em várias matrizes alimentares. O seu estudo revelou taxas de recuperação variáveis de BPA, dependendo da composição específica de cada alimento. Num outro estudo, Li et al. detectaram e quantificaram o BPA em refrigerantes utilizando o método HPLC/FD, com limites de quantificação entre 0,06 e 0,1 μg/L. Vilarinho et al. também quantificaram o BPA em vegetais enlatados utilizando o método HPLC/FD, com limites de deteção e quantificação de 5 μg/kg e 10 μg/kg, respetivamente.

4. EFEITOS TÓXICOS DA BPA

4.1. Exposição humana ao BPA

4.1.1. Exposição a alimentos com BPA

Os alimentos são a principal fonte de exposição humana ao BPA, com níveis de exposição geralmente pelo menos dez vezes superiores aos de outras fontes não alimentares, para todas as idades. A EFSA, num parecer publicado em 2015, confirmou que os alimentos são a principal fonte de exposição ao BPA, sendo que os alimentos enlatados desempenham um papel importante nesta exposição. Na Europa, a ingestão alimentar média de BPA foi estimada em 875 ng/kg de peso corporal por dia para bebés e crianças pequenas, 388 ng/kg de peso corporal por dia para adultos e 1449 ng/kg de peso corporal por dia para adolescentes. Nos Estados Unidos, a exposição alimentar ao BPA foi estimada em 12,6 ng/kg de peso corporal por dia, dos quais 12,4 ng/kg de peso corporal provêm de alimentos enlatados. Na China, a exposição alimentar total ao BPA foi estimada em 55,2 ng/kg de peso corporal por dia, enquanto que a dos alimentos enlatados foi de 32,9 ng/kg de peso corporal por dia. Estes valores mostram que, na maioria dos países, a exposição alimentar diária ao BPA excede largamente a nova dose diária admissível fixada pela EFSA para 2023 em 0,2 ng/kg de peso corporal por dia.

4.1.2. Exposição profissional ao BPA

Os trabalhadores das indústrias que produzem ou processam BPA podem ser expostos a esta substância por via dérmica ou respiratória. Um estudo efectuado nos Estados Unidos revelou que a concentração urinária total de BPA nos trabalhadores das indústrias em causa era de 88,0 μg/g, quase 70 vezes superior à dos adultos americanos (1,27 μg/g). Um estudo realizado na Malásia revelou que os trabalhadores de uma indústria de moldagem por injeção tinham uma concentração média de BPA na urina de 3,81 ng/ml, muito superior à dos indivíduos de controlo (0,73 ng/ml). Além disso, esta concentração estava significativamente correlacionada com o nível de BPA no ar.

Em alguns países, foram introduzidas medidas regulamentares para limitar a exposição profissional ao BPA. Na UE, por exemplo, o nível máximo de BPA em poeiras inaláveis em ambientes industriais está fixado em 2 mg/m³.

4.1.3. Outras fontes de exposição ao BPA

Existem várias outras fontes que contribuem para a exposição global da população ao BPA:

- **Inalação de poeiras**: A exposição média na UE é de 0,6 ng/kg de peso corporal por dia em adultos e 8,8 ng/kg de peso corporal por dia em crianças.
- **Exposição dérmica ao papel térmico**: Na Europa, os níveis médios de exposição são de 58,9 ng/kg de peso corporal por dia em adultos.
- **Exposição dérmica a produtos cosméticos**: Os níveis de exposição variam entre 2 ng/kg de peso corporal por dia em adultos e 4,8 ng/kg de peso corporal por dia em crianças.
- **Brinquedos de mastigar**: Os valores médios de exposição na Europa variam entre 0,01 e 0,2 ng/kg de peso corporal por dia em crianças.

4.2. Toxicidade do BPA

4.2.1. Toxicocinética do BPA

A exposição oral e dérmica ao BPA conduz a uma absorção rápida e significativa. Uma vez no organismo, o BPA difunde-se nos tecidos, atravessa a barreira placentária e é detectado no leite materno. A maioria dos metabolitos do BPA é eliminada na urina, com menos de 10% sob a forma de BPA inalterado.

▶ **Absorção**

A principal exposição a esta substância nos seres humanos faz-se por via oral. Num estudo, 100 µg/kg de peso corporal de deutério BPA (d6-BPA), um isótopo estável de BPA, foi administrado a um grupo de homens e mulheres em biscoitos. O BPA foi rapidamente absorvido pelo trato digestivo e detectado no soro apenas cinco minutos após a administração. Quase todo o BPA administrado (84-109%) foi encontrado na urina, e a maioria dos participantes excretou 90% dos metabolitos do BPA em 24 horas. Relativamente à exposição dérmica, noutro estudo após a aplicação de d6-BPA numa dose de 100 µg/kg durante 12 horas a 10 indivíduos, 2,2% da dose aplicada por via dérmica atingiu a circulação geral. O BPA foi detectado no soro 1,4 horas após a aplicação.

▶ **Distribuição**

A distribuição do BPA no organismo depende da sua passagem do sangue para os tecidos. Um estudo realizado em seis espécies de mamíferos estimou que o volume de distribuição do BPA varia consoante a espécie, indo de 0,44 L/kg em ratos a 231,9 L/kg em cavalos. Para um homem de 70 kg, isto representa um volume de distribuição estimado em 69,67 L. O BPA distribui-se principalmente nos tecidos e na gordura, estando ligado principalmente às proteínas plasmáticas, em especial à albumina e à SHBG (Globulina de Ligação às Hormonas Sexuais), com cerca de 95% do BPA ligado às proteínas e apenas 5% na forma livre.

▶ **Biodisponibilidade oral**

A biodisponibilidade oral do BPA é baixa devido ao seu intenso metabolismo no fígado. Em ratos, ratinhos e macacos, a biodisponibilidade do BPA não conjugado é estimada em 2,8%, 0,45% e 0,9%, respetivamente, tendo em conta o efeito de primeira passagem hepática. Embora o BPA seja completamente absorvido a partir do trato gastrointestinal, a baixa biodisponibilidade deve-se à sua degradação no fígado antes de atingir a circulação sistémica.

► **Metabolismo**

O metabolismo do BPA envolve reacções de fase I e II que transformam o BPA em metabolitos mais hidrofílicos, facilitando a sua eliminação através da urina. O BPA livre representa menos de 1% do total de BPA excretado na urina e no sangue. O principal metabolito do BPA é o BPA-glucuronido (BPA-G), formado pela adição de ácido glucurónico pela enzima UGT (uridina 5'-difosfo-glucuronosiltransferase) no fígado e eliminado na urina.

O sulfato de BPA (BPA-S) é outro metabolito importante do BPA, embora a sua formação seja apenas uma via secundária. O BPA é excretado principalmente como BPA-G (94,6%), com apenas vestígios de BPA-S e BPA livre (3,7% e 1,7%, respetivamente). As reacções de fase I, catalisadas pelas enzimas do citocromo P450, geram metabolitos hidroxilados, como o BPA orto-hidroxilado, que pode reagir com GSH para formar conjugados reactivos. São também produzidos outros metabolitos, como o MBP (4-metil-2,4-bis(4-hidroxifenil)pent-1-eno) e o IPP (isopropenilfenol), que têm uma atividade estrogénica muito mais potente do que o BPA, sendo 500 e 100 vezes mais fortes, respetivamente. No entanto, o BPA-G e o BPA-S não apresentaram qualquer atividade estrogénica.

A Figura 8 ilustra as diferentes vias metabólicas do BPA.

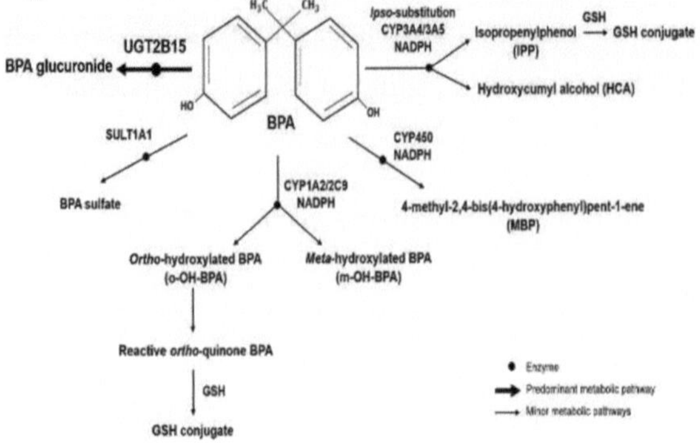

Figura 8: Vias metabólicas do BPA.

▶ Eliminação

O BPA é rapidamente absorvido pelo trato digestivo após a ingestão e metabolizado pelo fígado em conjugados solúveis em água. Estes conjugados são quase totalmente eliminados na urina dos seres humanos e nas fezes dos animais. Num estudo experimental, a depuração plasmática (Cl) e a semi-vida (t1/2) do BPA foram calculadas após a administração intravenosa de BPA a seis espécies de mamíferos. Os resultados obtidos em animais foram utilizados para estimar o Cl e o t1/2 em humanos em 1,79 L/min e 2,29 h, respetivamente. Outro estudo em humanos estimou o Cl e o t1/2 do BPA em 1,6 L/min e 6,4 h, respetivamente. Este estudo relatou que o BPA é completamente eliminado na urina 24 horas após a ingestão, principalmente na forma de BPA-G (87%) e BPA-S (), enquanto o BPA livre representa apenas 0,11% das formas eliminadas na urina.

▶ **Mecanismo de ação**

O BPA pode acumular-se em vários tecidos e órgãos e ser prejudicial para a saúde humana através de uma variedade de mecanismos moleculares. O BPA pode ligar-se aos receptores de estrogénio a e B e ter um impacto no peso corporal e na tumorigénese, interferindo com a sinalização dos receptores de estrogénio (ER). A afinidade do BPA para os receptores ERB é 6 a 10 vezes superior à dos receptores ERa, enquanto a sua afinidade para os receptores de estrogénio é muito inferior à do estradiol. O BPA pode ligar-se a muitos outros receptores nucleares, como o GPR30, e afetar o metabolismo e a progressão do cancro, os receptores androgénicos e perturbar a capacidade reprodutiva masculina, os receptores das hormonas da tiroide e a atividade T3 ou perturbar a função da tiroide, bem como os receptores de glucocorticóides (GR) com uma intensidade inferior à do cortisol, exercendo um efeito sinérgico na adipogénese. Vários factores de transcrição estão envolvidos na ação tóxica do BPA na homeostase da gordura e do fígado (efeito obesogénico), no sistema cardiovascular e no cancro. Por último, o BPA provoca alterações epigenéticas, como a modificação de histonas, alterações na expressão de microRNA e metilação do ADN.

4.2. Efeitos tóxicos do BPA nos seres humanos

O desenvolvimento de patologias resulta de uma combinação de factores genéticos e ambientais, e a exposição a xenobióticos tem sido sugerida como um fator que contribui para estes processos patológicos. A exposição crónica ao BPA pode ser responsável por efeitos adversos na reprodução, metabolismo, desenvolvimento e imunidade.

► **Reprodução e fertilidade**

O BPA pode alterar a qualidade do esperma, as hormonas reprodutivas e a fertilidade dos casais. Li et al demonstraram a existência de uma correlação negativa entre os níveis urinários de BPA e os parâmetros de qualidade do esperma. Um aumento do nível de BPA na urina está associado a uma diminuição da concentração e do número total de espermatozóides, da sua vitalidade e motilidade. Além disso, Zhou et al. verificaram que níveis séricos elevados de BPA aumentam os níveis de globulina de ligação às hormonas sexuais e reduzem os níveis de testosterona livre, androstenediona e o índice de androgénios. Ehrlich et al. examinaram a taxa de sucesso da implantação em mulheres submetidas a fertilização in vitro e descobriram que as que apresentavam concentrações mais elevadas de BPA tinham o dobro do risco de insucesso da implantação. Do mesmo modo, Bloom et al. avaliaram a pontuação de fragmentação do embrião e o número de células embrionárias durante a fertilização in vitro e descobriram que níveis séricos elevados de BPA nos homens podem afetar a qualidade do embrião. Um estudo de Tarantino et al mediu o BPA sérico em mulheres com síndrome dos ovários poliquísticos (SOP) e em controlos. Os resultados mostraram que as mulheres com SOP apresentavam níveis séricos de BPA significativamente mais elevados do que os controlos. O aumento do tamanho do baço também foi associado a níveis mais elevados de BPA. Por fim, Itoh et al. mediram o BPA urinário em mulheres inférteis diagnosticadas com endometriose, observando uma correlação positiva entre os níveis de BPA urinário e as formas mais graves desta patologia. No entanto, esta correlação tornou-se insignificante após o ajuste para a creatinina urinária.

▶ **Desenvolvimento**

Numerosos estudos epidemiológicos recentes destacaram o impacto negativo da exposição pré-natal ou pré-puberal no desenvolvimento das crianças. A exposição pré-natal ao BPA pode alterar o peso das crianças à nascença. Um estudo efectuado por Miao et al. demonstrou uma relação linear dose-resposta entre a exposição pré-natal ao BPA e a diminuição do peso à nascença. As crianças nascidas de mães expostas tiveram pesos à nascença significativamente mais baixos do que as crianças cujas mães foram expostas ao BPA. Cujas mães mães não foram expostas. O BPA também pode perturbar o comportamento neurológico das crianças, causando hiperatividade e agressividade. Braun et al mediram os níveis urinários de BPA em mulheres grávidas às 16 e 24 semanas de gestação, bem como na altura do parto. Quando as crianças atingiram a idade de 2 anos, o seu comportamento foi avaliado. Foi observada uma correlação significativa entre níveis mais elevados de BPA materno e um aumento da hiperatividade e da agressividade nas raparigas. Em contrapartida, não foi observada qualquer relação nos rapazes. Este estudo revelou que o período de gestação de 16 semanas pode ser uma fase crítica de exposição pré-natal ao BPA. Além disso, Perera et al encontraram uma correlação entre os níveis urinários de BPA às 34 semanas e problemas comportamentais em crianças com idades compreendidas entre os 3 e os 5 anos. Os rapazes apresentaram pontuações elevadas em reatividade emocional e comportamento agressivo, enquanto as raparigas apresentaram pontuações mais baixas em todas as categorias. O BPA pode também causar anomalias nos genitais masculinos, em particular uma redução da distância ano-genital. Um estudo encontrou uma correlação entre a exposição pré-natal ao BPA e a redução da distância ano-genital em rapazes cujas mães tinham sido expostas profissionalmente ao BPA. No entanto, não foi encontrada qualquer correlação com o criptorquidismo.

▸ **Metabolismo**

Numerosos estudos em humanos estabeleceram uma ligação entre o BPA e as doenças cardiovasculares, as doenças do fígado, a função anormal da tiroide e a diabetes de tipo 2. Níveis elevados de BPA urinário estavam intimamente ligados a uma maior probabilidade de diagnóstico de doenças cardiovasculares, como angina de peito, enfarte do miocárdio, ataques cardíacos e doença arterial periférica em adultos. Melzer et al. acompanharam indivíduos com e sem controlo durante 10,8 anos e verificaram que concentrações mais elevadas de BPA urinário estavam positivamente associadas a uma maior incidência de doença coronária. Olsen et al. registaram uma correlação significativa entre concentrações séricas elevadas de BPA e níveis mais elevados de lipoproteínas de baixa e alta densidade em indivíduos com 70 anos de idade. Encontraram também ligações menos pronunciadas com a doença coronária. A exposição ao BPA também tem sido associada ao desenvolvimento de diabetes tipo 2. Lang et al observaram uma forte associação entre a diabetes tipo 2 e níveis elevados de BPA urinário. No entanto, os níveis de glucose no sangue medidos nos mesmos doentes não estavam significativamente correlacionados com as concentrações de BPA, sugerindo que os medicamentos para a diabetes podem alterar os níveis de glucose no sangue e mascarar a correlação com a diabetes de tipo 2. Silver et al. também observaram uma associação significativa entre níveis elevados de BPA urinário e um risco acrescido de diabetes tipo 2, bem como um aumento dos níveis de HbA1c no sangue. A exposição crónica ao BPA pode influenciar a função da tiroide nos seres humanos. Wang et al. estudaram trabalhadores expostos profissionalmente ao BPA e observaram uma correlação entre níveis elevados de BPA na urina e níveis aumentados de T3 livre no sangue. Além disso, Chevrier et al. monitorizaram as concentrações urinárias de BPA em mães grávidas em várias ocasiões durante a gravidez e encontraram uma associação significativa entre níveis elevados de BPA materno e níveis baixos de T4. O

BPA materno estava negativamente relacionado com a TSH neonatal nos rapazes, mas não se observou qualquer associação nas raparigas. Por último, Brucker-Davis al. monitorizaram as mães e os seus recém-nascidos através da análise dos níveis de BPA no soro materno e encontraram uma correlação negativa entre o BPA e a TSH nos recém-nascidos.

▶ **Imunidade**

A exposição ao BPA durante o desenvolvimento infantil pode levar à imunomodulação e ao desenvolvimento de doenças como a alergia, a asma, a esclerose múltipla e a diabetes de tipo 1. O BPA pode modular a função imunitária através de vários processos, tais como efeitos agonistas e antagonistas em vários receptores, modificações epigenéticas, bem como através da perturbação das vias de sinalização celular e do microbioma intestinal. Isto leva a uma redução das células T reguladoras, a um aumento das citocinas pró e anti-inflamatórias e a uma alteração da função dos sistemas imunitários inato e adaptativo.

▶ **Cancro dependente de hormonas**

Suspeita-se que vários xenoestrogénios, incluindo o BPA, desempenhem um papel no desenvolvimento do cancro. Janet et al. estudaram a resposta das células cancerosas da próstata à exposição ao BPA e à dihidrotestosterona (DHT). Verificaram que o BPA e a DHT dão respostas genéticas distintas, reduzindo significativamente a expressão do recetor de estrogénio beta. Por conseguinte, o BPA pode estimular especificamente a proliferação de células tumorais da próstata. Morgan et al. estudaram os níveis urinários de BPA em mulheres com cancro ginecológico e encontraram níveis mais elevados de BPA nas mulheres com cancro do ovário. No entanto, não foi encontrada uma associação significativa entre o BPA e os cancros ginecológicos. No entanto, os estudos epidemiológicos transversais têm várias limitações susceptíveis de introduzir um viés nos seus resultados. Em geral, estes estudos não fornecem provas sólidas e consistentes que estabeleçam uma associação entre a exposição ao BPA e o desenvolvimento de diferentes tipos de cancro.

5. ANÁLOGOS DE BPA

Nos últimos anos, tem sido feita muita investigação para encontrar alternativas ao BPA, devido às preocupações de saúde ligadas à sua utilização em materiais em contacto com os alimentos e às restrições impostas pelos regulamentos sobre embalagens para determinados produtos. Em suma,

Foram utilizados 16 análogos do BPA para substituir o BPA em várias aplicações industriais. Destes, três análogos principais dominam o mercado: GMP (4,4'-metileno difenil), BPS (bis(4-hidroxifenil)sulfona) e BPAF (2,2-bis(4-hidroxifenil)hexafluoropropileno).

Os produtos que contêm estas alternativas ao BPA são frequentemente rotulados como "sem BPA". No entanto, este facto pode levar erradamente as pessoas a acreditar que estes produtos são seguros, enquanto que a segurança dos análogos do BPA permanece largamente inexplorada. No passado, o BPA era o bisfenol mais frequentemente detectado em estudos de monitorização ambiental. Atualmente, o GMP e o BPS são também identificados com frequência, tendo sido encontradas concentrações elevadas de GMP, BPS e BPAF na água, no ar, no solo e até nos fluidos corporais humanos. Além disso, os análogos do BPA estão presentes em artigos de consumo quotidiano, e vários destes compostos apresentam impactos na saúde ou efeitos tóxicos a níveis de concentração comparáveis ou mesmo inferiores aos do BPA.

5.1. Contaminação ambiente pelos análogos do BPA Os análogos estruturais do BPA identificados e quantificados no ambiente incluem o BPAF, o BPAP, o BPB, o BPF, o BPP, o BPS e o BPZ. Liao et al. mediram a concentração de oito bisfenóis em sedimentos recolhidos em várias zonas industrializadas dos Estados Unidos, Japão e Coreia. A concentração total de bisfenóis detectada (BPA, BPAF, BPS, BPAP, BPF) nos sedimentos variou entre < LQ e 25,3 µg/g de peso seco, com um valor médio de 0,201 µg/g de peso seco. Além disso, Song et al. mediram as concentrações de análogos do BPA nas lamas recolhidas em 52 estações de tratamento de águas residuais municipais na China e as concentrações de análogos do BPA nos sedimentos dessas estações. As concentrações médias detectadas foram de 3,84, 3,02 e 4,69 ng/g para GMP, BPS e BPAF, respetivamente. Noutro estudo realizado por Yamazaki et al, as concentrações de oito análogos do BPA, incluindo o BPS e o BPF, foram medidas em águas superficiais de vários rios do Japão, Coreia, China e Índia. As concentrações encontradas variaram de ND a 277 ng/L para o BPF e de ND a 26,5 ng/L para o BPS.

5.2. Contaminação de alimentos por análogos de BPA

Os análogos do BPA foram detectados em várias categorias de alimentos, com concentrações que variam consoante o tipo de alimento e o país de origem. Um estudo realizado em Itália por Grumetto et al examinou a presença de BPA em conservas de tomate de várias marcas compradas em supermercados italianos. Das 42 amostras analisadas, o BPB foi detectado em 9, com concentrações que variaram entre 27,1 e 85,7 µg/kg. Um outro estudo efectuado nos Estados Unidos revelou a presença de análogos do BPA em 75% das 267 amostras de alimentos testadas. As concentrações médias foram de 3 µg/kg para o BPA, 0,01 µg/kg para o BPAF, 0,06 µg/kg para o BPAP, 0,01 µg/kg para o BPB, 0,93 µg/kg para o BPF, 0,21 µg/kg para o BPP, 0,16 µg/kg para o BPS, 0,03 µg/kg para o BPZ e 0,21 µg/kg para o BPP. Além disso, um estudo realizado em Espanha relatou a presença de BPS em alimentos enlatados, com concentrações que variam de ND a 36,1 µg/kg.

5.3. Exposição humana a análogos do BPA

Estudos recentes demonstraram a presença de vários análogos do BPA em fluidos biológicos. Asimakopoulos et al analisaram oito bisfenóis (BPA, BPAS, BPAF, BPB, BPAP, BPP, BPZ e BPF) em 130 amostras de urina recolhidas da população da cidade de Jeddah, na Arábia Saudita. Todos os bisfenóis estavam presentes na urina, mas as suas concentrações variavam consideravelmente, com concentrações médias que iam de 0,16 μg/L para BPZ e BPB a 13,3 μg/L para BPS. As concentrações de BPS foram mais elevadas do que as de BPA, com taxas de deteção de 100% e 86,2%, respetivamente. Outro estudo realizado na China mediu os níveis de 13 bisfenóis nas amostras de urina de 42 crianças. As concentrações urinárias totais de bisfenóis variaram de 0,38 a 24,45 μg/L, com uma mediana de 2,08 μg/L. O BPA e o BPS foram detectados em mais de 98% das amostras, enquanto o GMP e o BPE estavam presentes em 28% e 26% das amostras, respetivamente. Os outros bisfenóis não foram detectados. Um estudo realizado na Polónia avaliou os níveis séricos de BPA, BPS e GMP em 199 mulheres com síndrome dos ovários poliquísticos (SOP) e 158 controlos. O BPA e o BPS foram detectados em 95% das amostras e o GMP foi detectado em 71%. Concentrações médias de 0,39 μg/L, 0,12 μg/L e 0,10 μg/L, respetivamente. Nas mulheres com SOP, os níveis séricos de BPS foram significativamente mais elevados do que nos controlos, enquanto os níveis de BPA e GMP não foram significativamente diferentes.

5.4. Toxicidade dos análogos do BPA

Os dados sobre o potencial efeito tóxico dos análogos estruturais do BPA na saúde humana são limitados, ou mesmo inexistentes para alguns deles. A investigação disponível identificou uma série de efeitos tóxicos associados a estes análogos, incluindo a desregulação endócrina, a toxicidade reprodutiva, a citotoxicidade, a genotoxicidade, os efeitos neurotóxicos e os efeitos semelhantes aos das dioxinas. O BPS e o GMP têm uma atividade hormonal semelhante à do BPA, nomeadamente em termos de atividade estrogénica, antiestrogénica, androgénica e antiandrogénica, tanto in vitro como in vivo. Além disso, o BPS actua de forma semelhante ao estradiol nas vias mediadas pela membrana, que são cruciais para processos celulares como a proliferação, a diferenciação e a apoptose. Para outros análogos do BPA, como o BPAF, o

BPE, o BPM e o BPZ, os dados disponíveis sugerem um risco de toxicidade reprodutiva com um possível mecanismo de ação como desreguladores endócrinos. No entanto, para o BPC, o BPAP e o BPP, os possíveis efeitos tóxicos para a saúde ainda não foram explorados.

6. RECOMENDAÇÕES

Tendo em conta os riscos associados à exposição ao BPA para a saúde individual e colectiva, propomos as seguintes recomendações destinadas a reduzir esta exposição, particularmente nos países em desenvolvimento.

Recomendações para os dirigentes dos países em desenvolvimento :

- **Estabelecer limites rigorosos** para a migração de BPA para os géneros alimentícios em contacto com plásticos de policarbonato e resinas epóxidas, a fim de garantir a segurança alimentar.
- **Proibir a utilização de BPA** nas embalagens de fórmulas para lactentes e crianças, em especial nos plásticos de policarbonato e nas resinas epóxidas, que representam um risco acrescido para a saúde das pessoas mais vulneráveis.
- **Reforçar a gestão dos resíduos que contêm BPA**, proibindo a sua descarga ou incineração descontrolada, a fim de limitar a poluição ambiental e proteger a saúde pública.
- **Criar centros aprovados** para efetuar controlos regulares dos níveis de BPA nos produtos alimentares, assegurando assim um controlo contínuo da qualidade.
- **Incentivar a indústria** a adotar alternativas menos tóxicas ao BPA, através de incentivos à investigação e à utilização de materiais seguros. Além disso, os fabricantes devem ser obrigados a fornecer informações completas e claras nas embalagens, nomeadamente sobre o pH dos produtos.
- **Promover alternativas seguras**, como garrafas de vidro, para produtos alimentares ácidos e gordos, a fim de reduzir a exposição dos consumidores aos riscos do BPA.
- **Limitar o prazo de validade dos produtos enlatados** a um ano a partir da data de fabrico, a fim de reduzir os riscos associados à deterioração dos

materiais de embalagem e à migração do BPA.

- **Realizar campanhas de sensibilização** para informar o público sobre os perigos do BPA, em especial para as crianças e as mulheres grávidas, e para incentivar um comportamento de consumo mais seguro .

Recomendações aos consumidores :

- **Incentivar o consumo de alimentos frescos** sempre que possível, a fim de exposição a produtos químicos presentes nas embalagens.
- **Escolha produtos com embalagens sem BPA**, para limitar os riscos associados a esta substância.
- **Evitar aquecer os alimentos em latas** na sua embalagem original, uma vez que tal pode favorecer a migração do BPA. Em caso de armazenamento prolongado, é preferível transferir os alimentos para recipientes de vidro ou plástico sem BPA.
- **Não compre alimentos enlatados com** uma data de fabrico superior a 12 meses, para garantir que os materiais da embalagem não foram alterados pelo tempo, o que pode aumentar a migração do BPA.

CONCLUSÃO

No final deste , é evidente que o Bisfenol A (BPA) é uma ameaça silenciosa, omnipresente na nossa vida quotidiana. A sua presença nos nossos alimentos e produtos de uso quotidiano levanta questões essenciais sobre a saúde pública e a necessidade de tomar medidas para limitar a nossa exposição a esta substância. Como sociedade, temos o dever de proteger as gerações futuras dos efeitos potencialmente graves do BPA. O progresso científico e uma maior consciencialização estão a abrir a perspetiva de soluções e alternativas, mas ainda há muito a fazer, tanto em termos de políticas públicas como de comportamento individual. Este livro não só faz um balanço da situação atual, como também é um apelo à ação colectiva.

Para os estudantes de medicina, investigadores e profissionais de saúde, é essencial incorporar as questões relacionadas com a poluição química nas nossas práticas e estratégias terapêuticas. Para o público em geral, uma maior consciencialização do impacto das nossas escolhas de consumo na saúde e no ambiente pode desencadear mudanças positivas.

Assim, este livro, nascido de uma paixão profunda e de um compromisso sincero, representa um primeiro passo para um futuro em que as decisões informadas e a prevenção guiarão as nossas acções para preservar a saúde pública e melhorar a qualidade de vida. Não se trata de uma conclusão definitiva, mas de um ponto de partida para uma reflexão e uma ação contínuas.

BIBLIOGRAFIA

1. Featherstone S. A Complete Course in Canning and Related Processes: Volume 3 Procedimentos de Processamento para Produtos Alimentares Enlatados. 14ª Edição. Sawston: Woodhead Publishing; 2015.

2. Allard P. bisfenol A. In: Gupta RC. Biomarcadores em toxicologia. 1ª Edição. Boston: Academic Press; 2014.p. 459-474.

3. Ineris. Dados técnicos e económicos sobre substâncias químicas em França: Bisfenol A. 2010. p. 77.

4. Dodds EC, Lawson W. Estrutura molecular em relação à atividade estrogénica. Compostos sem um núcleo de fenantreno. Actas da Sociedade Real de Londres Série B-Ciências Biológicas. 1938;125(839):222- 232.

5. Vilarinho F, Sendón R, Van der Kellen A, Vaz M, Silva AS. Bisfenol A em alimentos como resultado da sua migração a partir de embalagens de alimentos. Tendências em ciência e tecnologia alimentar. 2019;91:33-65.

6. Russo G, Barbato F, Mita DG, Grumetto L. Ocorrência de Bisfenol A e seus análogos em alguns géneros alimentícios comercializados na Europa. Food and Chemical Toxicology. 2019;131:110575.

7. Regulamento (UE) 2018/213 da Comissão, de 12 de fevereiro de 2018, relativo à utilização de bisfenol A em vernizes e revestimentos destinados a entrar em contacto com os alimentos e que altera o Regulamento (UE) n.º 10/2011 no que respeita à utilização desta substância em materiais plásticos para alimentos, (2018).

8. Fan AM, Chou W-C, Lin P. Toxicidade e avaliação dos riscos do bisfenol A. In: Gupta RC. Reproductive and Developmental Toxicology. 3ª Edição. Boston: Academic Press; 2017. p. 765-795.

9. Lorber M, Schecter A, Paepke O, Shropshire W, Christensen K, Birnbaum L. Exposure assessment of adult intake of bisphenol A (BPA) with emphasis on canned food dietary exposures (Avaliação da exposição da ingestão de bisfenol A (BPA) por adultos, com ênfase na exposição alimentar a

alimentos enlatados). Environment international. 2015;77:55- 62.

10. Kitamura S, Suzuki T, Sanoh S, Kohta R, Jinno N, Sugihara K, et al. Estudo comparativo da atividade de desregulação endócrina do bisfenol A e de 19 compostos relacionados. Toxicological Sciences. 2005;84(2):249-259.

11. Rochester JR. Bisfenol A e saúde humana: uma revisão da literatura. Reproductive toxicology. 2013;42:132- 155.

12. Krishnan AV, Stathis P, Permuth SF, Tokes L, Feldman D. Bisfenol-A: uma substância estrogénica é libertada de frascos de policarbonato durante a autoclavagem. Endocrinology. 1993;132(6):2279-2286.

13. Dodds EC, Goldberg L, Lawson W, Robinson R. Atividade estrogénica de certos compostos sintéticos. Nature. 1938;141(3562):247-248.

14. INRS. Bisfenol A: Fiche toxicologique n°279. 2022. p. 16.

15. Miyagawa S, Sato T, Iguchi T. Bisphenol A. In: Ando H, Ukena K, Nagata S. Handbook of Hormones. 2ª Edição. San Diego: Academic Press; 2021. p. 1003-1004.

16. Xiao C, Wang L, Zhou Q, Huang X. Riscos da exposição ao bisfenol A (BPA): Uma revisão sistemática dos estudos de toxicologia vegetal. Jornal de materiais perigosos. 2020;384:121488.

17. Almeida S, Raposo A, Almeida-Gonzalez M, Carrascosa C. Bisfenol A: Exposição alimentar e impacto na saúde humana
saúde. Revisões abrangentes em ciência alimentar e segurança alimentar. 2018;17(6):1503-1517.

18. Torres-García JL, Ahuactzin-Pérez M, Fernández FJ, Cortés-Espinosa DV. Bisfenol A no ambiente e avanços recentes na biodegradação por fungos. Chemosphere. 2022;303:134940.

19. Markit I. Bisfenol A: Chemical economics handbook. 2022; Disponível em: https://www.spglobal.com/commodityinsights/en/ci/products/bisphenol-chemical-economics-handbook.html.

20. Kyriacos D. Policarbonatos. Em: Gilbert M. Brydson's Plastics Materials. 8ª Edição: Butterworth- Heinemann; 2017. p. 457-485.

21. Gálvez-Ontiveros Y, Moscoso-Ruiz I, Rodrigo L, Aguilera M, Rivas A, Zafra-Gómez A. Presença de parabenos e bisfenóis em alimentos habitualmente consumidos em Espanha. Foods. 2021;10(1):92.
22. Badding MA, Vargas JR, Fortney J, Cheng QJ, Ho C-H. Toxicological risk assessment of bisphenol a released from dialyzers under simulated-use and exaggerated extraction conditions (Avaliação do risco toxicológico do bisfenol a libertado de dialisadores em condições de utilização simulada e de extração exagerada). Toxicologia e Farmacologia Regulamentares. 2020;118:104787.
23. McCann SR. Plástico no sangue e no vinho. Transplante de medula óssea. 2021;56(4):762-764.
24. May C. Epoxy resins: chemistry and technology. New York: Routledge; 2018.
25. Nicolais L, Borzacchiello A, Lee SM. Wiley encyclopedia of composites. 2ª Edição: Wiley Online Library; 2012. 3444 p.
26. Jin F-L, Li X, Park S-J. Síntese e aplicação de resinas epoxídicas: Uma revisão. Jornal de Química Industrial e de Engenharia. 2015;29:1-11.
27. Jin FL, Park SJ. Propriedades térmicas e desempenho de resistência do epóxi modificado com poliimida hiperbranqueada.
resinas. Journal of Polymer Science Part B: Polymer Physics. 2006;44(23):3348-3356.
28. Jin F-L, Ma C-J, Park S-J. Propriedades térmicas e mecânicas interfaciais de compósitos epoxídicos baseados em nanotubos de carbono funcionalizados. Ciência e Engenharia de Materiais: A. 2011;528(29):8517-8522.
29. Hao Y, Liu F, Han E-H. Proteção de revestimentos epoxídicos contendo fibras de vidro ultra-curtas modificadas com polianilina. Progresso em Revestimentos Orgânicos. 2013;76(4):571-580.
30. Prolongo SG, Meliton BG, Del Rosario G, Ureña A. Novo procedimento de alinhamento de nanoenchimentos híbridos de magnetite-CNT em resina

epóxida a granel com ímanes permanentes. Compósitos Parte B: Engenharia. 2013;46:166-172.
31. Katariya MN, Jana AK, Parikh PA. Eficácia da inibição da corrosão do revestimento de zeólito ZSM-5 em aço macio contra vários ácidos orgânicos e a sua atividade antimicrobiana. Jornal de Química Industrial e de Engenharia. 2013;19(1):286-291.
32. INRS. Éter diglicidílico do bisfenol A. Fiche toxicologique n°323. 2020. p. 20.
33. Kim WB, Joshi UA, Lee JS. Fabricar policarbonatos sem utilizar fosgénio: Uma visão geral da química catalítica das sínteses de intermediários e precursores para policarbonato. Industrial & engineering chemistry research. 2004;43(9):1897-1914.
34. INRS. Plásticos, risco e análise temática: Policarbonato PC. 2017. p. 4.
35. Graziani NS, Carreras H, Wannaz E. Níveis atmosféricos de BPA associados a partículas em suspensão num ambiente urbano. Heliyon. 2019;5(4):e01419.
36. Liu J, Zhang L, Lu G, Jiang R, Yan Z, Li Y. Ocorrência, toxicidade e risco ecológico dos análogos do Bisfenol A no ambiente aquático - Uma revisão. Ecotoxicologia e segurança ambiental. 2021;208:111481.
37. Canada E. Projeto de relatório de avaliação de rastreio para o Desafio relacionado com o 4,4'-isopropilidenodifenol (bisfenol A) Número de registo 80-05-7 do Chemical Abstracts Service - La Voie verte. 2008. p. 192.
38. Wang Q, Chen M, Shan G, Chen P, Cui S, Yi S, et al. Bioacumulação e biomagnificação de análogos emergentes do bisfenol em organismos aquáticos do Lago Taihu, China. Science of the Total Environment. 2017;598:814-820.
39. Ji M-K, Kabra AN, Choi J, Hwang J-H, Kim JR, Abou-Shanab RA, et al. Biodegradação do bisfenol A pelas microalgas de água doce Chlamydomonas mexicana e Chlorella vulgaris. Ecological engineering. 2014;73:260-269.

40. Zhu Q, Jia J, Wang Y, Zhang K, Zhang H, Liao C, et al. Distribuição espacial de parabenos, triclocarban, triclosan, bisfenóis e tetrabromobisfenol A e suas alternativas em lamas de esgotos municipais na China. Science of the Total Environment. 2019;679:61-69.
41. Corrales J, Kristofco LA, Steele WB, Yates BS, Breed CS, Williams ES, et al. Avaliação global do bisfenol A no ambiente: revisão e análise da sua ocorrência e bioacumulação. Dose-resposta. 2015;13(3):1559325815598308.
42. EFSA Panel on Food Contact Materials E, Flavourings, Aids P. Parecer científico sobre os riscos para a saúde pública relacionados com a presença de bisfenol A (BPA) nos géneros alimentícios. EFSA Journal. 2015;13(1):3978.
43. EFSA Panel on Food Contact Materials E, Aids P, Lambré C, Barat Baviera JM, Bolognesi C, Chesson A, et al. Reavaliação dos riscos para a saúde pública relacionados com a presença de bisfenol A (BPA) nos géneros alimentícios. EFSA Journal. 2023;21(4):e06857.
44. Leung Y-K. A Silent Threat (Uma Ameaça Silenciosa): Exploring the Impact of Endocrine Disruption on Human Health [Uma Ameaça Silenciosa: Explorando o Impacto da Desregulação Endócrina na Saúde Humana]. Revista internacional de ciências moleculares. 2023;24(12):9790.
45. Regulamento (UE) n.º 10/2011 da Comissão, de 14/01/11, relativo aos materiais e objectos de matéria plástica destinados a entrar em contacto com os géneros alimentícios, (2011).
46. Lei canadiana sobre a segurança dos produtos de consumo, (2010).
47. EFSA. Parecer do Painel Científico dos aditivos alimentares, aromatizantes, auxiliares tecnológicos e materiais em contacto com os géneros alimentícios (AFC) relacionados com o 2,2-BIS(4-HIDROXIFENIL)PROPANO. JORNAL DA UFSA. 2006:75.
48. Kadasala NR, Narayanan B, Liu Y. Regulamentação do comércio internacional sobre o BPA: Global health and economic implications. Asian Development Policy Review. 2016;4(4):134-142.

49. Tarafdar A, Sirohi R, Balakumaran PA, Reshmy R, Madhavan A, Sindhu R, et al. The hazardous threat of Bisphenol A: Toxicity, detection and remediation. Journal of hazardous materials. 2022;423:127097.

50. República Democrática e Popular da Argélia. Arreté interministériel du 6 Chaoual 1437 correspondant au 11 juillet 2016 portant adoption du règlement technique fixant les exigences de sécurité des articles de puériculture, 68 (2016).

51. Corbel T. Toxicokinetic mechanisms involved in fetal exposure to bisphenol A. Toulouse: Université Toulouse III - Paul Sabatier; 2013.

52. Kawamura Y, Inoue K, Nakazawa H, Yamada T, Maitani T. Cause of bisphenol A migration from cans for drinks and assessment of improved cans. Shokuhin eiseigaku zasshi Journal of the Food Hygienic Society of Japan. 2001;42(1):13-17.

53. Munguia-Lopez EM, Soto-Valdez H. Effect of heat processing and storage time on migration of bisphenol A (BPA) and bisphenol A- diglycidyl ether (BADGE) to aqueous food simulant from Mexican can coatings. Jornal de química agrícola e alimentar. 2001;49(8):3666-3671.

54. Cao X-L, Corriveau J, Popovic S. Migration of bisphenol A from can coatings to liquid infant formula during storage at room temperature. Journal of food protection. 2009;72(12):2571-2574.

55. Biles J, McNeal T, Begley T, Hollifield H. Determinação do bisfenol-A em plásticos reutilizáveis de policarbonato em contacto com os alimentos e migração para líquidos que simulam alimentos. Journal of agricultural and food chemistry. 1997;45(9):3541-3544.

56. Benhamada M, Bouzid D, Boyron O, Taam M. A relação entre o envelhecimento do policarbonato caracterizado por SEC e a libertação de bisfenol A quantificada por HPLC-UV. Investigação e Tecnologia Alimentar Europeia. 2016;242:227-232.

57. Biedermann-Brem S, Grob K, Fjeldal P. Libertação de bisfenol A de biberões de policarbonato: mecanismos de formação e investigação dos

piores cenários possíveis. Investigação e Tecnologia Alimentar Europeia. 2008;227:1053-1060.

58. Yonekubo J, Hayakawa K, Sajiki J. Concentrações de bisfenol A, éter diglicidílico de bisfenol A e seus derivados em alimentos enlatados nos mercados japoneses. Journal of agricultural and food chemistry. 2008;56(6):2041-2047.

59. Munguia-Lopez EM, Peralta E, Gonzalez-Leon A, Vargas-Requena C, Soto-Valdez H. Migração de bisfenol A (BPA) de revestimentos de latas de epóxi para pimentos jalapeno e um simulador alimentar ácido. Jornal de química agrícola e alimentar. 2002;50(25):7299-7302.

60. Santillana M, Ruiz E, Nieto M, Rodríguez Bernaldo de Quirós A, Sendón R, Cirugeda M, et al. Biberões de policarbonato: estudo da libertação de Bisfenol A. European Food Research and Technology. 2013;236:883-889.

61. Johnson S, Saxena P, Sahu R. Leaching of bisphenol A from baby bottles (lixiviação de bisfenol A de biberões). Actas da Academia Nacional de Ciências, Índia Secção B: Ciências Biológicas. 2015;85:131-135.

62. Khalili Sadrabad E, Hashemi SA, Nadjarzadeh A, Askari E, Akrami Mohajeri F, Ramroudi F. Bisphenol A release from food and beverage containers-A review. Food science & nutrition. 2023;11(7):3718 - 3728.

63. Gunatilake SR, Munasinghe VK, Ranaweera R, Mlsna TE, Xia K. Recent advancements in analytical methods for the determination of steroidal estrogen residues in environmental and food matrices. Analytical Methods. 2016;8(28):5556-5568.

64. Varelis P, Balafas D. Preparação de 4, 4'-(1-[2H6] metiletilideno) bis-[2, 3, 5, 6-2H4] fenol e sua aplicação à medição do bisfenol A em bebidas por espetrometria de massa com diluição de isótopos estáveis. Journal of Chromatography A. 2000;883(1-2):163-170.

65. Goodson A, Summerfield W, Cooper I. Survey of bisphenol A and bisphenol F in canned foods. Food Additives & Contaminants.

2002;19(8):796-802.
66. Ballesteros-Gómez A, Rubio S, Pérez-Bendito D. Analytical methods for the determination of bisphenol A in food. Journal of Chromatography A. 2009;1216(3):449-69.
67. Cao X-L. Revisão do desenvolvimento recente de métodos analíticos para a determinação do bisfenol a em amostras alimentares e biológicas. Jornal de cromatografia líquida e tecnologias relacionadas. 2012;35(19):2795-2829.
68. Sun C, Leong LP, Barlow PJ, Chan SH, Bloodworth BC. Validação laboratorial única de um método para a determinação de Bisfenol A, éter diglicidílico de Bisfenol A e seus derivados em alimentos enlatados por cromatografia líquida de fase reversa. Journal of Chromatography A. 2006;1129(1):145-148.
69. Liu Y, Wang S, Wang L. Desenvolvimento de uma determinação rápida de 18 ésteres de ftalato em óleos vegetais comestíveis por cromatografia gasosa e espetrometria de massa em tandem. Jornal de química agrícola e alimentar. 2013;61(6):1160-1164.
70. Lopez-Cervantes J, Paseiro-Losada P. Determinação do bisfenol A em, e a sua migração de, película extensível de PVC utilizada para embalagem de alimentos. Food Additives & Contaminants. 2003;20(6):596-606.
71. Munguia-Lopez E, Gerardo-Lugo S, Peralta E, Bolumen S, Soto-Valdez H. Migração de bisfenol A (BPA) de revestimentos de latas para um simulador de alimentos gordos e atum. Aditivos alimentares e contaminantes. 2005;22(9):892-898.
72. Casajuana N, Lacorte S. New methodology for the determination of phthalate esters, bisphenol A, bisphenol A diglycidyl ether, and nonylphenol in commercial whole milk samples. Journal of agricultural and food chemistry. 2004;52(12):3702-3707.
73. Kuo H-W, Ding W-H. Determinação de vestígios de bisfenol A e fitoestrogénios em fórmulas infantis em pó por cromatografia gasosa-

espetrometria de massa. Journal of Chromatography A. 2004;1027(1-2):67-74.

74. Xu D-P, Zou Z-F, Li S, Li H-B, Chen Y-H, Xu X-R. Toxicidade, Ocorrência e Método Analítico do Bisfenol A. International Journal of Food Nutrition and . 2013;4(1):1-16.

75. Braunrath R, Podlipna D, Padlesak S, Cichna-Markl M. Determinação do bisfenol A em alimentos enlatados por cromatografia de imunoafinidade, HPLC e deteção de fluorescência. Jornal de química agrícola e alimentar. 2005;53(23):8911-8917.

76. Li Y, Zhang S, Song C, You J. Determinação de bisfenol A e alquilfenóis em refrigerantes por cromatografia líquida de alta eficiência com deteção de fluorescência. Food Analytical Methods. 2013;6:1284-1290.

77. Vilarinho F, Lestido-Cardama A, Sendón R, Rodríguez Bernaldo de Quirós A, Vaz MdF, Sanches-Silva A. HPLC com deteção por fluorescência para determinação de bisfenol A em vegetais enlatados: Otimização, validação e aplicação a amostras dos mercados português e espanhol. Coatings. 2020;10(7):624.

78. Xing J, Zhang S, Zhang M, Hou J. Uma revisão crítica da presença, remoção e potenciais impactos dos desreguladores endócrinos bisfenol A. Comparative Biochemistry and Physiology Part C: Toxicology & Pharmacology. 2022;254:109275.

79. Lei K, Pan H-Y, Zhu Y, Chen W, Lin C-Y. Caraterísticas da poluição e previsão do risco de mistura de estrogénios fenólicos ambientais nos rios da aglomeração urbana de Pequim-Tianjin-Hebei, China. Ciência do Ambiente Total. 2021;787:147646.

80. Xue J, Kannan K. Fluxos de massa e remoção de oito análogos de bisfenol, éter diglicidílico de bisfenol A e seus derivados em duas estações de tratamento de águas residuais no Estado de Nova Iorque, EUA. Science of the Total Environment. 2019;648:442- 449.

81. Stachel B, Ehrhorn U, Heemken O-P, Lepom P, Reincke H, Sawal G, et

al. Xenoestrogénios no rio Elba e seus afluentes. Environmental Pollution. 2003;124(3):497-507.

82. Yamazaki E, Yamashita N, Taniyasu S, Lam J, Lam PK, Moon H-B, et al. Bisfenol A e outros análogos de bisfenol incluindo BPS e BPF em amostras de águas superficiais do Japão, China, Coreia e Índia. Ecotoxicologia e segurança ambiental. 2015;122:565-572.

83. Farounbi AI, Ngqwala NP. Ocorrência de compostos desreguladores endócrinos selecionados na província do Cabo Oriental da África do Sul. Ciência Ambiental e Investigação sobre Poluição. 2020;27(14):17268-17279.

84. Shehab ZN, Jamil NR, Aris AZ. Ocorrência, implicações ambientais e avaliação de riscos do Bisfenol A em associação com partículas coloidais num rio tropical urbano da Malásia. Relatórios científicos. 2020;10(1):20360.

85. Safakhah N, Ghanemi K, Nikpour Y, Batvandi Z. Ocorrência, distribuição e avaliação dos riscos do bisfenol A nos sedimentos de superfície do estuário de Musa e dos seus afluentes no extremo norte do Golfo Pérsico, Irão. Boletim de poluição marinha. 2020;156:111241.

86. Fu P, Kawamura K. Ubiquity of bisphenol A in the atmosphere (Ubiquidade do bisfenol A na atmosfera). Environmental Pollution. 2010;158(10):3138- 3143.

87. Salgueiro-González N, Lopez de Alda M, Muniategui-Lorenzo S, Prada-Rodríguez D, Barceló D. Determinação de 13 compostos estrogénicos desreguladores endócrinos em partículas atmosféricas por extração líquida pressurizada e cromatografia líquida-espetrometria de massa em tandem. Analytical and bioanalytical chemistry. 2013;405:8913-8923.

88. Duong HT, Kadokami K, Trinh HT, Phan TQ, Le GT, Nguyen DT, et al. Análise de rastreio de 970 compostos orgânicos semi-voláteis adsorvidos em partículas atmosféricas em Hanói, Vietname. Chemosphere. 2019;219:784-795.

89. Ferrey ML, Hamilton MC, Backe WJ, Anderson KE. Pharmaceuticals and other anthropogenic chemicals in atmospheric particulates and precipitation (Produtos farmacêuticos e outros produtos químicos antropogénicos em partículas atmosféricas e precipitação). Ciência do Ambiente Total. 2018;612:1488-1497.
90. Kouidhi W, Thannimalay L, Soon CS, Ali Mohd M. Exposição profissional ao bisfenol A (BPA) numa fábrica de moldagem por injeção de plástico na Malásia. Revista internacional de medicina do trabalho e saúde ambiental. 2017;30(5):743-750.
91. Hines CJ, Jackson MV, Christianson AL, Clark JC, Arnold JE, Pretty JR, et al. Amostragem de ar, toalhetes de mão e toalhetes de superfície para o Bisfenol A (BPA) entre trabalhadores de indústrias que fabricam e utilizam BPA nos Estados Unidos. Jornal de Higiene Ocupacional e Ambiental. 2017;14(11):882-897.
92. Vasiljevic T, Harner T. Bisfenol A e seus análogos no ar exterior e no ar interior: Propriedades, fontes e níveis globais. Science of the Total Environment. 2021;789:148013.
93. Liao C, Kannan K. A survey of alkylphenols, bisphenols, and triclosan in personal care products from China and the United States. Arquivos de contaminação ambiental e toxicologia. 2014;67:50-59.
94. Lu S, Yu Y, Ren L, Zhang X, Liu G, Yu Y. Estimativa da ingestão e absorção de bisfenóis e triclosan de produtos de cuidados pessoais por contacto dérmico. Science of the Total Environment. 2018;621:1389-1396.
95. Gao C-J, Kannan K. Phthalates, bisphenols, parabens, and triclocarban in feminine hygiene products from the United States and their implications for human exposure. Ambiente internacional. 2020;136:105465.
96. Heinälä M, Ylinen K, Tuomi T, Santonen T, Porras SP. Avaliação da exposição profissional ao bisfenol A em cinco empresas de produção diferentes na Finlândia. Annals of work exposures and health. 2017;61(1):44-55.

97. Björnsdotter MK, de Boer J, Ballesteros-Gómez A. Bisfenol A e seus substitutos no papel térmico: A review. Chemosphere. 2017;182:691-706.
98. Wang X, Nag R, Brunton NP, Siddique MAB, Harrison SM, Monahan FJ, et al. Avaliação do risco para a saúde humana do bisfenol A (BPA) através de produtos à base de carne. Investigação ambiental. 2022;213:113734.
99. Bemrah N, Jean J, Rivière G, Sanaa M, Leconte S, Bachelot M, et al. Assessment of dietary exposure to bisphenol A in the French population with a special focus on risk characterisation for pregnant French women. Food and Chemical Toxicology. 2014;72:90-7.
100. Gorecki S, Bemrah N, Roudot A-C, Marchioni E, Le Bizec B, Faivre F, et al. Riscos para a saúde humana relacionados com o consumo de géneros alimentícios de origem animal contaminados com bisfenol A. Food and Chemical Toxicology. 2017;110:333- 339.
101. González N, Cunha SC, Ferreira R, Fernandes JO, Marquès M, Nadal M, et al. Concentrações de nove análogos do bisfenol em alimentos adquiridos na Catalunha (Espanha): Comparação entre géneros alimentícios enlatados e não enlatados. Alimentos e Toxicologia Química. 2020;136:110992.
102. Ni L, Zhong J, Chi H, Lin N, Liu Z. Recent Advances in Sources, Migration, Public Health, and Surveillance of Bisphenol A and Its Structural Analogs in Canned Foods (Avanços recentes em fontes, migração, saúde pública e vigilância do bisfenol A e seus análogos estruturais em alimentos enlatados). Foods. 2023;12(10):1989.
103. Thomson B, Grounds P. Bisfenol A em alimentos enlatados na Nova Zelândia: uma avaliação da exposição. Food additives and contaminants. 2005;22(1):65-72.
104. Cao X-L, Corriveau J, Popovic S. Bisfenol A em produtos alimentares enlatados provenientes de mercados canadianos. Journal of food protection. 2010;73(6):1085-1089.

105. van Leeuwen SP, Bovee TF, Awchi M, Klijnstra MD, Hamers AR, Hoogenboom RL, et al. BPA, BADGE e análogos: A new multi-analyte LC-ESI-MS/MS method for their determination and their in vitro (anti) estrogenic and (anti) androgenic properties. Chemosphere. 2019;221:246-253.
106. Adeyi AA, Babalola BA. Bisfenol-A (BPA) em alimentos habitualmente consumidos no sudoeste da Nigéria e o seu risco para a saúde humana. Relatórios científicos. 2019;9(1):17458.
107. Cao P, Zhong H-n, Qiu K, Li D, Wu G, Sui H-x, et al. Exposição ao bisfenol A e seus substitutos, bisfenol F e bisfenol S de alimentos e bebidas enlatados no mercado chinês. Food Control. 2021;120:107502.
108. Geens T, Aerts D, Berthot C, Bourguignon J-P, Goeyens L, Lecomte P, et al. A review of dietary and non-dietary exposure to bisphenol-A. Food and Chemical Toxicology. 2012;50(10):3725-3740.
109. Hines CJ, Jackson MV, Deddens JA, Clark JC, Ye X, Christianson AL, et al. Concentrações urinárias de bisfenol A (BPA) entre trabalhadores de indústrias que fabricam e utilizam BPA nos EUA. Anais de exposições ao trabalho e saúde. 2017;61(2):164-182.
110. Thayer KA, Doerge DR, Hunt D, Schurman SH, Twaddle NC, Churchwell MI, et al. Pharmacokinetics of bisphenol A in humans following a single oral administration. Environment international. 2015;83:107-115.
111. Teeguarden JG, Twaddle NC, Churchwell MI, Yang X, Fisher JW, Seryak LM, et al. 24-hour human urine and serum profiles of bisphenol A: Evidence against sublingual absorption following ingestion in soup. Toxicologia e farmacologia aplicada. 2015;288(2):131-142.
112. Sasso AF, Pirow R, Andra SS, Church R, Nachman RM, Linke S, et al. Pharmacokinetics of bisphenol A in humans following dermal administration. Ambiente internacional. 2020;144:106031.
113. Collet SH, Picard-Hagen N, Lacroix MZ, Puel S, Viguié C, Bousquet-Melou A, et al. Escalonamento alométrico para prever a depuração humana

do bisfenol A. Toxicologia e farmacologia aplicada. 2015;284(3):323-329.
114. Csanády G, Oberste-Frielinghaus H, Semder B, Baur C, Schneider K, Filser J. Distribuição e ligação proteica inespecífica dos xenoestrogénios bisfenol A e daidzeína. Archives of toxicology. 2002;76:299-305.
115. Déchaud H, Ravard C, Claustrat F, de la Perrière AB, Pugeat M. Xenoestrogen interaction with human sex hormone-binding globulin (hSHBG) 1. Steroids. 1999;64(5):328-334.
116. Gramec Skledar D, Peterlin Masic L. Bisfenol A e seus análogos: Os seus metabolitos têm atividade endócrina?
Toxicologia e farmacologia ambiental. 2016;47:182-199.
117. Ramírez V, Gálvez-Ontiveros Y, Porras-Quesada P, Martinez-Gonzalez LJ, Rivas A, Álvarez-Cubero MJ. Vias metabólicas, alterações na expressão de miRNAs e efeitos dos polimorfismos genéticos dos análogos do bisfenol a: Uma revisão sistemática. Environmental research. 2021;197:111062.
118. Provencher G, Bérubé R, Dumas P, Bienvenu J-F, Gaudreau É, Bélanger P, et al. Determinação de bisfenol A, triclosan e seus metabolitos na urina humana utilizando cromatografia líquida de diluição isotópica-espetrometria de massa em tandem. Journal of Chromatography A. 2014;1348:97-104.
119. Okuda K, Takiguchi M, Yoshihara Si. Potencial estrogénico in vivo do 4-metil-2, 4-bis (4-hidroxifenil) penteno-1, um metabolito ativo do bisfenol A, no útero de ratas ovariectomizadas. Toxicology letters. 2010;197(1):7-11.
120. Nakamura S, Tezuka Y, Ushiyama A, Kawashima C, Kitagawara Y, Takahashi K, et al. Ipso substitution of bisphenol A catalyzed by microsomal cytochrome P450 and enhancement of estrogenic activity. Toxicology letters. 2011;203(1):92-95.
121. Wisniowska B, Linke S, Polak S, Bielecka Z, Luch A, Pirow R. Dados sobre os parâmetros ADME do bisfenol A e
seus metabolitos para utilização em modelos farmacocinéticos de base fisiológica. Dados em resumo. 2023;48:109101.

122. Cimmino I, Fiory F, Perruolo G, Miele C, Beguinot F, Formisano P, et al. Potenciais mecanismos de contribuição do bisfenol A (BPA) para as doenças humanas. Revista internacional de ciências moleculares. 2020;21(16):5761.
123. Tyl R, Myers C, Marr M, Thomas B, Keimowitz A, Brine D, et al. Three-generation reproductive toxicity study of dietary bisphenol A in CD Sprague-Dawley rats. Toxicological Sciences. 2002;68(1):121-146.
124. Oguazu CE, Ezeonu FC, Ubaoji KI, Anajekwu B. Bisphol a exerce uma perturbação transitória da função hepática em ratos albinos wistar em doses de exposição aguda e subcrónica. Journal of Pharmacological Science and Bioscientific Research. 2015;5(3):274-278.
125. Tyl RW, Myers CB, Marr MC, Sloan CS, Castillo NP, Veselica MM, et al. Two-generation reproductive toxicity study of dietary bisphenol A in CD-1 (Swiss) mice. Toxicological Sciences. 2008;104(2):362-384.
126. Ke Z-H, Pan J-X, Jin L-Y, Xu H-Y, Yu T-T, Ullah K, et al. Bisphenol A exposure may induce hepatic lipid accumulation via reprogramming the DNA methylation patterns of genes involved in lipid metabolism. Scientific reports. 2016;6(1):31331.
127. Rezg R, El-Fazaa S, Gharbi N, Mornagui B. Bisfenol A and human chronic diseases: current evidences, possible mechanisms, and future perspectives. Environment international. 2014;64:83-90.
128. Li D-K, Zhou Z, Miao M, He Y, Wang J, Ferber J, et al. Urine bisphenol-A (BPA) level in relation to semen quality. Fertility and Sterility. 2011;95(2):625-30.e4.
129. Zhou Q, Miao M, Ran M, Ding L, Bai L, Wu T, et al. Serum bisphenol-A concentration and sex hormone levels in men (Concentração de bisfenol-A no soro e níveis de hormonas sexuais nos homens). Fertility and Sterility (Fertilidade e Esterilidade). 2013;100(2):478-482.
130. Ehrlich S, Williams PL, Missmer SA, Flaws JA, Berry KF, Calafat AM, et al. Concentrações urinárias de bisfenol A e insucesso da implantação em

mulheres submetidas a fertilização in vitro. Environmental health perspectives. 2012;120(7):978-983.

131. Bloom MS, Vom Saal FS, Kim D, Taylor JA, Lamb JD, Fujimoto VY. As concentrações séricas de bisfenol A não conjugado nos homens podem influenciar os indicadores de qualidade do embrião durante a fertilização in vitro. Environmental toxicology and pharmacology. 2011;32(2):319-323.

132. Tarantino G, Valentino R, Somma CD, D'Esposito V, Passaretti F, Pizza G, et al. Bisfenol A na síndrome dos ovários poliquísticos e a sua associação com o eixo fígado-baço. Clinical endocrinology. 2013;78(3):447-453.

133. Itoh H, Iwasaki M, Hanaoka T, Sasaki H, Tanaka T, Tsugane S. Concentração urinária de bisfenol-A em mulheres japonesas inférteis e sua associação com a endometriose: A cross-sectional study. Saúde ambiental e medicina preventiva. 2007;12(6):258-264.

134. Miao M, Yuan W, Zhu G, He X, Li D-K. Exposição in utero ao bisfenol-A e o seu efeito no peso à nascença da descendência. Reproductive toxicology. 2011;32(1):64-68.

135. Braun JM, Yolton K, Dietrich KN, Hornung R, Ye X, Calafat AM, et al. Prenatal bisphenol A exposure and early childhood behavior (Exposição pré-natal ao bisfenol A e comportamento na primeira infância). Environmental health perspectives. 2009;117(12):1945-1952.

136. Perera F, Vishnevetsky J, Herbstman JB, Calafat AM, Xiong W, Rauh V, et al. Prenatal bisphenol a exposure and child behavior in an inner-city cohort. Environmental health perspectives. 2012;120(8):1190-1194.

137. Miao M, Yuan W, He Y, Zhou Z, Wang J, Gao E, et al. Exposição in utero ao bisfenol-A e distância anogenital
da descendência masculina. Investigação de Defeitos de Nascimento Parte A: Teratologia Clínica e Molecular. 2011;91(10):867-872.

138. Fenichel P, Dechaux H, Harthe C, Gal J, Ferrari P, Pacini P, et al. Unconjugated bisphenol A cord blood levels in boys with descended or

undescended testes. Human reproduction. 2012;27(4):983-990.
139. Melzer D, Osborne NJ, Henley WE, Cipelli R, Young A, Money C, et al. Urinary bisphenol A concentration and risk of future coronary artery disease in apparently healthy men and women. Circulation. 2012;125(12):1482-1490.
140. Olsen L, Lind L, Lind PM. Associações entre os níveis circulantes de bisfenol A e metabolitos de ftalato e o risco coronário nos idosos. Ecotoxicologia e segurança ambiental. 2012;80:179-183.
141. Lang IA, Galloway TS, Scarlett A, Henley WE, Depledge M, Wallace RB, et al. Association of urinary bisphenol A concentration with medical disorders and laboratory abnormalities in adults. Jama. 2008;300(11):1303-1310.
142. Silver MK, O'Neill MS, Sowers MR, Park SK. Bisfenol A urinário e diabetes tipo 2 em adultos americanos: dados do NHANES 2003-2008. PloS one. 2011;6(10):e26868.
143. Wang F, Hua J, Chen M, Xia Y, Zhang Q, Zhao R, et al. Concentrações urinárias elevadas de bisfenol A em trabalhadores e possíveis anomalias laboratoriais. Medicina ocupacional e ambiental. 2012;69(9):679-684.
144. Chevrier J, Gunier RB, Bradman A, Holland NT, Calafat AM, Eskenazi B, et al. Maternal urinary bisphenol a during pregnancy and maternal and neonatal thyroid function in the CHAMACOS study. Environmental health perspectives. 2013;121(1):138-144.
145. Brucker-Davis F, Ferrari P, Boda-Buccino M, Wagner-Mahler K, Pacini P, Gal J, et al. Testes de tiroide no sangue do cordão umbilical em rapazes nascidos com e sem criptorquidia: correlações com parâmetros de nascimento e exposição a xenobióticos in utero. Thyroid. 2011;21(10):1133-1141.
146. Xu J, Huang G, Guo TL. Developmental Bisphenol A Exposure Modulates Immune-Related Diseases. Toxics. 2016;4(4):23.
147. Hess-Wilson JK, Webb SL, Daly HK, Leung Y-K, Boldison J, Comstock CE, et al. Transcriptoma único do bisfenol A no cancro da próstata: Novos efeitos na expressão de ERB que correspondem ao estado de

mutação do recetor de androgénio. Environmental health perspectives. 2007;115(11):1646-1653.
148. Morgan M, Deoraj A, Felty Q, Yoo C, Roy D. Association between exposure to estrogenic endocrine disruptors- polychlorinated biphenyls, phthalates, and bisphenol A and gynecologic cancers-cervical, ovarian, uterine cancers. Journal of Carcinogenesis & Mutagenesis. 2016;7(6):1000275.
149. Prueitt RL, Hixon ML, Fan T, Olgun NS, Piatos P, Zhou J, et al. Revisão sistemática da potencial carcinogenicidade do bisfenol A em seres humanos. Regulatory Toxicology and Pharmacology. 2023;142:105414.
150. Manzoor MF, Tariq T, Fatima B, Sahar A, Tariq F, Munir S, et al. An insight into bisphenol A, food exposure and its adverse effects on health: A review. Fronteiras em nutrição. 2022;9:1047827.
151. Chen D, Kannan K, Tan H, Zheng Z, Feng Y-L, Wu Y, et al. Análogos do bisfenol para além do BPA: ocorrência ambiental, exposição humana e toxicidade: uma revisão. Environmental science & technology. 2016;50(11):5438-5453.
152. Pelch K, Wignall JA, Goldstone AE, Ross PK, Blain RB, Shapiro AJ, et al. A scoping review of the health and toxicological activity of bisphenol A (BPA) structural analogues and functional alternatives. Toxicology. 2019;424:152235.
153. Liao C, Liu F, Moon H-B, Yamashita N, Yun S, Kannan K. Bisfenol análogos em sedimentos de áreas industrializadas nos Estados Unidos, Japão e Coreia: distribuições espaciais e temporais. Environmental science & technology. 2012;46(21):11558-11565.
154. Song S, Song M, Zeng L, Wang T, Liu R, Ruan T, et al. Ocorrência e perfis de análogos de bisfenol em lamas de esgotos municipais na China. Environmental Pollution. 2014;186:14-19.
155. Grumetto L, Montesano D, Seccia S, Albrizio S, Barbato F. Determinação de resíduos de bisfenol A e bisfenol B em conservas de

tomate pelado por cromatografia líquida de fase reversa. Journal of agricultural and food chemistry. 2008;56(22):10633-10637.
156. Liao C, Kannan K. Concentrações e perfis de bisfenol A e outros análogos de bisfenol em géneros alimentícios dos Estados Unidos e suas implicações para a exposição humana. Journal of agricultural and food chemistry. 2013;61(19):4655-4662.
157. Viñas P, Campillo N, Martínez-Castillo N, Hernández-Córdoba M. Comparação de dois métodos baseados na derivatização para a determinação por microextracção em fase sólida-cromatografia gasosa-espetrometria de massa do bisfenol A, bisfenol S e bifenol migrados de latas de alimentos. Analytical and bioanalytical chemistry. 2010;397:115-125.
158. Asimakopoulos AG, Xue J, De Carvalho BP, Iyer A, Abualnaja KO, Yaghmoor SS, et al. Biomarcadores urinários de exposição a 57 xenobióticos e sua associação com o stress oxidativo numa população de Jeddah, Arábia Saudita. Environmental research. 2016;150:573-581.
159. Yang Y, Shi Y, Chen D, Chen H, Liu X. Bisfenol A e seus análogos na urina de pares e no pó doméstico do Sul da China e implicações para a exposição das crianças. Chemosphere. 2022;294:133701.
160. Jurewicz J, Majewska J, Berg A, Owczarek K, Zajdel R, Kaleta D, et al. Análogos séricos do bisfenol A em mulheres diagnosticadas com a síndrome dos ovários poliquísticos - existe uma associação? Environmental Pollution. 2021;272:115962.
161. Rochester JR, Bolden AL. Bisfenol S e F: uma revisão sistemática e comparação da atividade hormonal dos substitutos do bisfenol A. Environmental health perspectives. 2015;123(7):643-650.
162. Sendra M, Stampar M, Fras K, Novoa B, Figueras A, Zegura B. Adverse (geno) toxic effects of bisphenol A and
seus análogos em modelo celular 3D hepático. Ambiente internacional. 2023;171:107721.

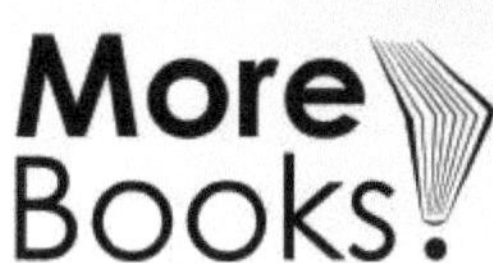

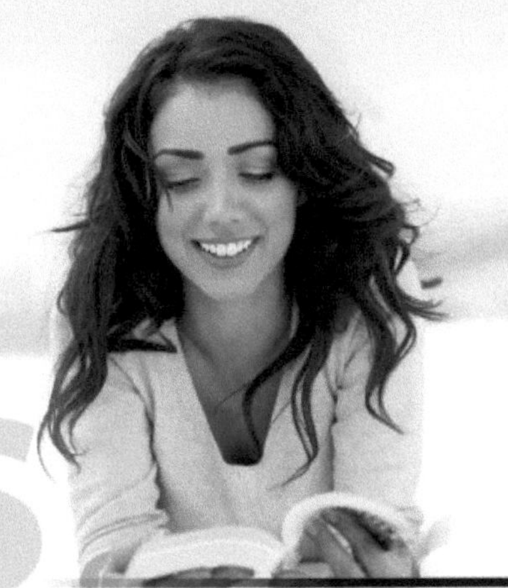

yes

I want morebooks!

Buy your books fast and straightforward online - at one of world's fastest growing online book stores! Environmentally sound due to Print-on-Demand technologies.

Buy your books online at
www.morebooks.shop

Compre os seus livros mais rápido e diretamente na internet, em uma das livrarias on-line com o maior crescimento no mundo! Produção que protege o meio ambiente através das tecnologias de impressão sob demanda.

Compre os seus livros on-line em
www.morebooks.shop

info@omniscriptum.com
www.omniscriptum.com

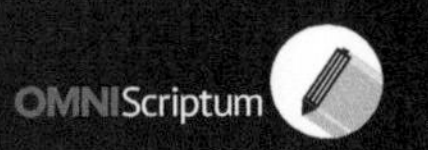

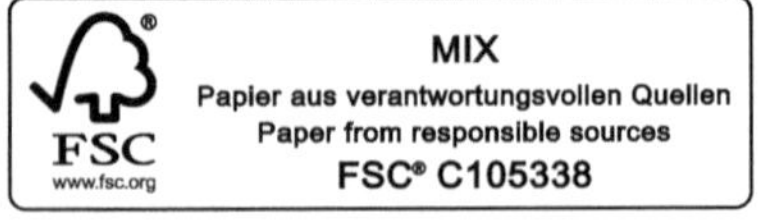

Printed by Books on Demand GmbH, Norderstedt / Germany